CARNIVORE DIET 2022

DEILIGE OPPSKRIFTER FOR NYBEGYNNERE

KARL SCOTT

Innholdsfortegnelse

Tørket kirsebær-salvie skotsk egg ... 10
Blomkålsteker og egg ... 12
Frittata med kalkun, spinat og asparges ... 14
Tunisisk eggerøre med stekt paprika og Harissa ... 16
Egg Shakshuka ... 17
Bakte egg med laks og spinat ... 18
Eggedråpesuppe med løk, sopp og bokchoy ... 19
Persisk søt omelett ... 22
Reker og krabbe Chawanmushi ... 23
Kyllingpølsehasj ... 25
Rosmarin-pære frokostpølser ... 27
Strimlet biffgryte i cubansk stil ... 28
Fransk Poulet Skillet ... 30
Ørret med søtpoteter ... 32
Laksebiff med tomatillo-mango salsa, posjerte egg og squashbånd ... 34
Apple-Flax knekt ... 38
Orange-ingefær Paleo Granola ... 39
Stuet fersken og bær med ristet kokos-mandelcrunch ... 41
Strawberry-Mango Power Smoothies ... 43
Date Shakes ... 44
Chorizo-fylte Jalapeño Poppers ... 45
Stekt betebiter med appelsin-valnøttdryss ... 47
Blomkålbeger med urtepesto og lam ... 50
Spinat-Artisjokkdip ... 52
Asiatiske kjøttboller med stjerneanissaus ... 54
Deviled Egg ... 56
Stekt aubergine og Romesco-ruller ... 58
Veggie-biff wraps ... 60
Kamskjell- og avokadoendivebiter ... 61
Herbed Oyster Mushroom Chips med sitron Aïoli ... 63
Rotgrønnsakschips ... 64

Sesamflekkede sennepsgrønne chips 65
Krydret stekt Pepitas 66
Urte-Chipotle nøtter 67
Stekt rød pepper "Hummus" med grønnsaker 70
Is ingefær-hibiskuste 72
Jordbær-Melon-Mynte Agua Fresca 73
Vannmelon og blåbær Agua Fresca 74
Agurk Agua Fresca 75
Kokosnøtt Chai 76
Langsomt stekt indrefilet av okse 78
Sjelden biffsalat i vietnamesisk stil 80
Storfekjøtt 80
Salat 80
Meksikansk braisert brisket med mango, jicama, chile og stekt gresskarfrøsalat ... 82
Bryst82
Salat 82
Romaine wraps med strimlet oksebryst og frisk rød Chile Harissa 84
Bryst84
Harissa 84
Herb-Crusted Roast Eye of Round med moste rotgrønnsaker og pannesaus 86
Stek 86
Pansaus 86
Biff-grønnsaksuppe med stekt rød pepperpesto 90
Langsomt tilberedt søt og velsmakende oksegryte 93
Stekt flankstek med rosenkål og kirsebær 95
Asiatisk flankesteaksuppe 96
Flanksteak rør-steik med sesam-blomkålris 98
Fylt flankebiff med Chimichurri-saus 100
Grillet flankebiff Kabobs med pepperrotmayo 103
Vinstekt Chuck Steaks med sopp 105
Strip biffer med avokado-pepperrotsaus 107
Biff 107
Saus 107
Sitrongressmarinerte mørbradbiff 109
Balsamico-Dijon mørbrad med hvitløkspinat 111

Biff 111
Spinat....111
Stekt kalkun med garlicky mosede røtter....114
Fylt kalkunbryst med pestosaus og ruccolasalat....116
Krydret kalkunbryst med Cherry BBQ Saus....118
Vinbraisert Tyrkia indrefilet....120
Pan-sautert kalkunbryst med gressløk-scampisaus....123
Braiserte kalkunben med rotgrønnsaker....125
Urtekalkunkjøttbrød med karamellisert løkketchup og stekte kålbiter....127
Tyrkia Posole....129
Kyllingbeinbuljong....131
Grønn Harissa laks....134
Laks 134
Harissa....134
Krydret solsikkefrø....134
Salat 134
Grillet laks med marinert artisjokkhjertesalat....137
Flash-stekt chile-salvie laks med grønn tomatsalsa....139
Laks 139
Grønn tomatsalsa....139
Stekt laks og asparges en papillote med sitron-hasselnøttpesto....142
Kryddergnidd laks med sopp-eplesaus....144
Sole en Papillote med Julienne-grønnsaker....147
Arugula Pesto Fish Tacos med Smoky Lime Cream....149
Mandelskorpet såle....151
Grillet torsk og zucchini-pakker med krydret mango-basilikumsaus....153
Riesling-posjert torsk med pestofylte tomater....155
Stekt pistasj-koriander-skorpe torsk over knuste søtpoteter....157
Rosmarin- og mandarintorsk med stekt brokkoli....159
Curried Cod Salat Wraps med syltede reddiker....161
Stekt hyse med sitron og fennikel....163
Pecan-Crusted Snapper med Remoulade og Cajun-stil okra og tomater....165
Estragon tunfiskbiff med avokado-sitron-aioli....167
Stripete basstagine....170
Kveite i hvitløk-rekesaus med Soffrito Collard Greens....172

Sjømat Bouillabaisse....174
Klassisk reke Ceviche....176
Kokos-skorpe reker og spinatsalat....179
Tropiske reker og kamskjell Ceviche....181
Jamaican Jerk Shrimp med avokadoolje....182
Reker Scampi med visnet spinat og Radicchio....183
Krabbesalat med avokado, grapefrukt og jicama....185
Cajun Lobster Tail Boil med Estragon Aïoli....187
Blåskjell Frites med safran Aïoli....189
Pastinakkfrites....189
Safran Aïoli....189
Blåskjell....189
Stekt kamskjell med rødbetesmak....192
Grillet kamskjell med agurk-dill salsa....195
Stekt kamskjell med tomat, olivenolje og urtesaus....197
Kamskjell og saus....197
Salat 197
Spisskummen-stekt blomkål med fennikel og perleløk....199
Chunky tomat-aubergine saus med spaghetti squash....201
Fylte Portobello-sopp....203
Stekt Radicchio....205
Stekt fennikel med appelsinvinaigrette....206
Savoykål i Punjabi-stil....209
Kanel-stekt Butternut Squash....211
Stekte asparges med siktet egg og pekannøtter....212
Crunchy kålsalat med reddiker, mango og mynte....214
Stekt kålrunder med karve og sitron....215
Stekt kål med appelsin-balsamico duskregn....216
Braisert kål med kremet dillsaus og ristede valnøtter....217
Sautert grønnkål med ristede sesamfrø....218

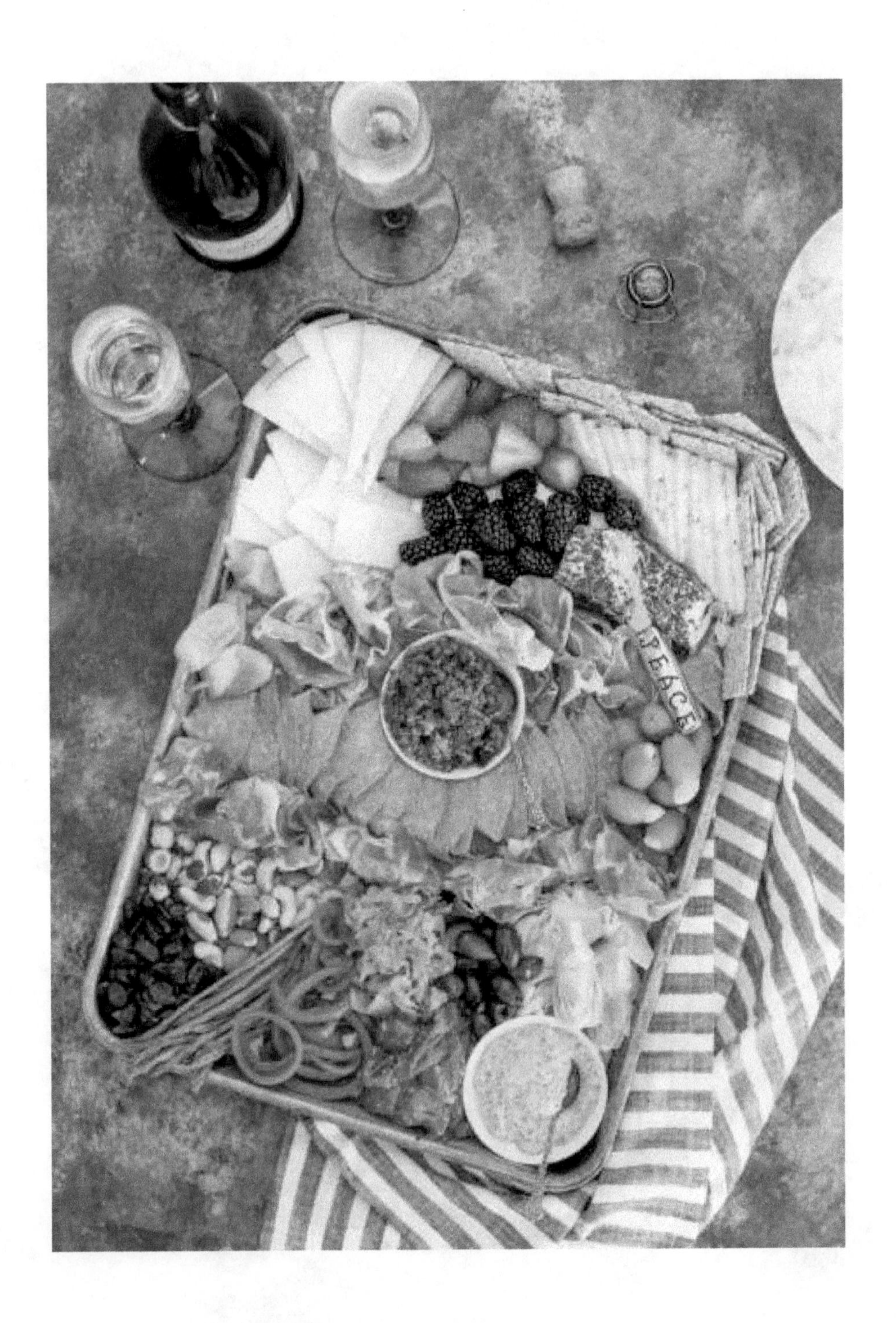
PEACE

TØRKET KIRSEBÆR-SALVIE SKOTSK EGG

FORBEREDELSE:20 minutter steking: 35 minutter gjør: 4 porsjoner

DENNE KLASSISKE BRITISKE PUBSNACKSENOVERSETTES TIL EN PERFEKT PALEO-FROKOST. HVIS DU LAGER DE HARDKOKTE EGGENE PÅ FORHÅND, GÅR DENNE OPPSKRIFTEN SAMMEN VELDIG RASKT - OG DE SKRELLER LETTERE OGSÅ. Å HA EN BOLLE MED HARDKOKTE EGG I KJØLESKAPET ER EN GOD IDÉ FOR RASKE FROKOSTER OG SNACKS.

1 pund magert kvernet svinekjøtt

½ kopp klippede kirsebær uten tilsatt sukker

2 ss oppskåret fersk salvie

1 ss oppskåret fersk merian

1 ts nykvernet sort pepper

¼ ts nykvernet muskatnøtt

⅛ teskje malt nellik

4 hardkokte store egg, avkjølt og skrelt*

½ kopp mandelmel

1 ts tørket salvie, knust

½ ts tørket merian, knust

2 ss ekstra virgin olivenolje

Dijon-stil sennep (seoppskrift)

1. Forvarm ovnen til 375°F. Kle en stekepanne med bakepapir eller folie; sette til side. Kombiner svinekjøtt, kirsebær, fersk salvie, fersk merian, pepper, muskatnøtt og nellik i en stor bolle.

2. Form svinekjøttblandingen til fire like store bøffer. Legg ett egg på hver patty. Form pattyen rundt hvert egg. Kombiner mandelmel, tørket salvie og tørket merian i en grunne tallerken

eller paietallerken. Rull hvert pølsebelagt egg i mandelmelblandingen til belegg. Legg på den tilberedte bakeplaten. Drypp med olivenolje.

3. Stek i 35 til 40 minutter eller til pølsen er gjennomstekt. Server med sennep i Dijon-stil.

*Tips: For å hardkoke egg, legg egg i et enkelt lag i en stor kjele. Dekk til med 1 til 2 tommer vann. Kok opp. La det koke i 1 minutt. Fjern fra varme. Dekk til og la stå i 12 til 15 minutter.

BLOMKÅLSTEKER OG EGG

FORBEREDELSE:20 minutter koking: 25 minutter gjør: 4 porsjoner

TYKKE SKIVER KUTTES FRAET BLOMKÅLHODE FOR Å LAGE SOLIDE "STEKER" SOM DERETTER STEKES I OLIVENOLJE TIL DE ER BRUNE OG SPRØ, TOPPET MED ET POSJERT EGG OG SERVERT PÅ EN SENG MED SAUTERT GRØNNKÅL.

1 hode blomkål, bladene fjernet

1½ ts røykkrydder (seoppskrift)

5 ss ekstra virgin olivenolje

4 store egg

1 ss hvit eller cidereddik

2 store fedd hvitløk, finhakket

4 kopper hakket grønnkål

1. Legg stammeenden av blomkålen på et skjærebrett. Bruk en stor skarp kniv til å skjære blomkål i fire ½-tommers biffer fra midten av blomkålen, skjær gjennom stilken (noen buketter kan løsne, med unntak av annen bruk).

2. Krydre biffer på begge sider med 1 ts av Smoky Seasoning. Varm 2 ss olivenolje over middels høy varme i en ekstra stor panne. Tilsett 2 av blomkålbiffene. Stek i 4 minutter på hver side eller til de er gyldenbrune og akkurat møre. Fjern fra pannen og dekk lett med folie. Hold varm i en 200°F ovn. Gjenta med de resterende 2 biffene, bruk ytterligere 2 ss olivenolje.

3. For å posjere eggene, fyll en separat stekepanne med ca 3 tommer vann. Tilsett eddik og kok opp. Knekk egg, ett om gangen, i en liten bolle eller ramekin og skyv forsiktig ned i det kokende vannet. La eggene koke i 30 til 45 sekunder eller til hvitene begynner å stivne. Slå av varmen. Dekk til og posjer i 3 til 5 minutter, avhengig av hvor myk du liker eggeplommene dine.

4. I den samme pannen varmes de resterende 1 ss olivenolje opp. Tilsett hvitløk og stek i 30 sekunder til 1 minutt. Tilsett grønnkål og kok og rør i 1 til 2 minutter eller bare til den er visnet.

5. For å servere deler du grønnkålen på fire tallerkener. Topp hver med en blomkålbiff og et posjert egg. Dryss egg med den resterende ½ ts Smoky Seasoning og server umiddelbart.

FRITTATA MED KALKUN, SPINAT OG ASPARGES

FORBEREDELSE:20 minutter steking: 3 minutter gjør: 2 til 3 porsjoner

DENNE VAKRE FRITTATAEN ER FLEKKET MED GRØNTGÅR VELDIG RASKT SAMMEN OG ER EN FIN MÅTE Å STARTE DAGEN PÅ – ELLER AVSLUTTE DEN. DEN ER PERFEKT FOR EN RASK MIDDAG NÅR DU IKKE HAR TID TIL Å LAGE ET MER INVOLVERT MÅLTID. EN STØPEJERNSGRYTE ER IKKE NØDVENDIG, MEN VIL GI DEG VELDIG GODE RESULTATER.

2 ss ekstra virgin olivenolje

1 fedd hvitløk, finhakket

4 gram malt kalkunbryst

¼ til ½ ts sort pepper

½ kopp ½-tommers lange biter fersk asparges

1 kopp friske babyspinatblader, hakket

4 store egg

1 ss vann

2 ts oppkuttet fersk dill

1 ss oppkuttet fersk persille

1. Forvarm broiler med ovnstativet plassert 4 tommer fra varmeelementet.

2. Varm 1 ss olivenolje over middels varme i en ovnssikker middels stekepanne. Tilsett hvitløk; kok og rør til den er gylden. Tilsett malt kalkun; dryss med pepper. Kok og rør i 3 til 4 minutter eller til kjøttet er brunet og gjennomstekt, rør med en tresleiv for å bryte opp kjøttet. Overfør kokt kalkun til en bolle; sette til side.

3. Sett pannen tilbake på komfyrtopp; hell de resterende 1 ss olivenolje i pannen. Legg til asparges; kok opp og rør over middels

høy varme til de er møre. Rør inn den kokte kalkunen og spinaten. Kok i 1 minutt.

4. Pisk egg med vannet og dillen i en middels bolle. Hell eggeblandingen over kalkunblandingen i pannen. Kok og rør i 1 minutt. Overfør pannen til ovnen og stek i 3 til 4 minutter eller til eggene er stivnet og toppen er brunet. Dryss over hakket persille.

TUNISISK EGGERØRE MED STEKT PAPRIKA OG HARISSA

FORBEREDELSE:30 minutter stek: 8 minutter stå: 5 minutter stek: 5 minutter gir: 4 porsjoner

1 liten rød søt paprika

1 liten gul paprika

1 liten poblano chilipepper (seTips)

1 ss ekstra virgin olivenolje

6 store egg

¼ teskje malt kanel

½ ts malt spisskummen

⅓ kopp gylne rosiner

⅓ kopp kuttet fersk persille

1 ss Harissa (seoppskrift)

1. Forvarm broiler med ovnstativet plassert 3 til 4 tommer fra varmen. Halver paprika på langs; fjerne stengler og frø. Legg paprikahalvdelene, med skjæresidene ned, på en bakeplate med folie. Stek i 8 minutter eller til pepperskinnene er svarte. Pakk paprika inn i folien. La avkjøles i 5 minutter. Pakk ut paprika; bruk en skarp kniv til å skrelle bort svertet skinn. Skjær paprika i tynne strimler; sette til side.

2. Bland egg, kanel og spisskummen i en stor bolle. Visp til det er skummende. Tilsett pepperstrimler, rosiner, persille og Harissa.

3. Varm opp olivenolje på middels varme i en stor stekepanne. Tilsett eggedosisen i pannen. Kok i 5 til 7 minutter eller til eggene er stivnet, men fortsatt fuktige og skinnende, rør ofte. Server umiddelbart.

EGG SHAKSHUKA

START TIL SLUTT:35 minutter gjør: 4 til 6 porsjoner

¼ kopp ekstra virgin olivenolje

1 stor løk, halvert og i tynne skiver

1 stor rød paprika, i tynne skiver

1 stor appelsin søt pepper, i tynne skiver

1 ts malt spisskummen

½ ts røkt paprika

½ ts knust rød pepper

4 fedd hvitløk, finhakket

2 14,5 unse bokser økologiske saltfrie ildstekte tomater i terninger

6 store egg

Nykvernet sort pepper

¼ kopp oppkuttet fersk koriander

¼ kopp revet fersk basilikum

1. Forvarm ovnen til 400°F. Varm oljen over middels varme i en ovnssikker stor panne. Tilsett løk og paprika. Kok og rør i 4 til 5 minutter eller til grønnsakene er møre. Tilsett spisskummen, paprika, knust rød pepper og hvitløk; kok og rør i 2 minutter.

2. Rør inn tomater. Kok opp; redusere varmen. La det småkoke uten lokk i ca 10 minutter eller til det er tyknet.

3. Knekk egg i pannen over tomatblandingen. Overfør pannen til den forvarmede ovnen. Stek uten lokk i 7 til 10 minutter eller til eggene akkurat er stivnet (plommene skal fortsatt være rennende).

4. Dryss over svart pepper. Pynt med koriander og basilikum; server umiddelbart.

BAKTE EGG MED LAKS OG SPINAT

FORBEREDELSE:20 minutter steking: 15 minutter gjør: 4 porsjoner

1 ss ekstra virgin olivenolje

1 ss friske timianblader

Nyrevet muskatnøtt

10 gram babyspinatblader (6 kopper pakket)

2 ss vann

8 gram grillet eller stekt laks

1 ts finrevet sitronskall

½ ts røykkrydder (seoppskrift)

8 store egg

1. Forvarm ovnen til 375°F. Pensle innsiden av fire 6- til 8-ounce ramekins med olivenolje. Dryss timianblader jevnt mellom ramekins; dryss lett over revet muskatnøtt. Sette til side.

2. Bland spinat og vannet i en middels dekket kjele. Kok opp; fjern fra varme. Løft og snu spinaten med en tang til den er visnet. Legg spinat i en finmasket sil; trykk hardt for å frigjøre overflødig væske. Fordel spinat mellom tilberedte ramekins. Flak laksen jevnt mellom ramekins. Dryss laks med sitronskall og røykkrydder. Knekk 2 av eggene i hver ramekin.

3. Legg fylte ramekins i en stor stekepanne. Hell varmt vann i stekepannen til det er halvveis opp på sidene av ramekins. Overfør stekepannen forsiktig til ovnen.

4. Stek i 15 til 18 minutter eller til eggehvitene er stivnet. Server umiddelbart.

EGGEDRÅPESUPPE MED LØK, SOPP OG BOKCHOY

FORBEREDELSE:30 minutter stå: 10 minutter koking: 5 minutter gjør: 4 til 6 porsjoner

0,5 unse soltørket wakame

3 ss uraffinert kokosolje

2 sjalottløk, finhakket

1 2-tommers stykke fersk ingefær, skrelt og kuttet i veldig tynne fyrstikkstørrelser

1 stjerneanis

1 pund shiitake-sopp, stilket og skåret i skiver

1 ts femkrydderpulver

¼ teskje svart pepper

8 kopper oksebeinbuljong (seoppskrift) eller oksebuljong uten salt

¼ kopp fersk sitronsaft

3 store egg

6 løk, i tynne skiver

2 hoder baby bok choy, skåret i ¼-tommers tykke skiver

1. Dekk wakame med varmt vann i en middels bolle. La stå i 10 minutter eller til den er myk og smidig. Tøm godt; skyll godt og tøm igjen. Skjær strimler av wakame i 1-tommers biter; sette til side.

2. Varm kokosolje over middels varme i en stor gryte. Tilsett sjalottløk, ingefær og stjerneanis. Kok og rør i ca 2 minutter eller til sjalottløken er gjennomsiktig. Legg til sopp; kok og rør i 2 minutter. Dryss fem-krydder pulver og pepper over sopp; kok og rør i 1 minutt. Tilsett reservert wakame, Beef Bone-buljong og sitronsaft. La blandingen småkoke.

3. Pisk egg i en liten bolle. Drypp pisket egg i kokende buljong, virvlende buljong i en åttefigursbevegelse. Fjern suppen fra varmen. Rør inn løkløk. Del bok choy mellom store oppvarmede boller. Hell suppe i boller; server umiddelbart.

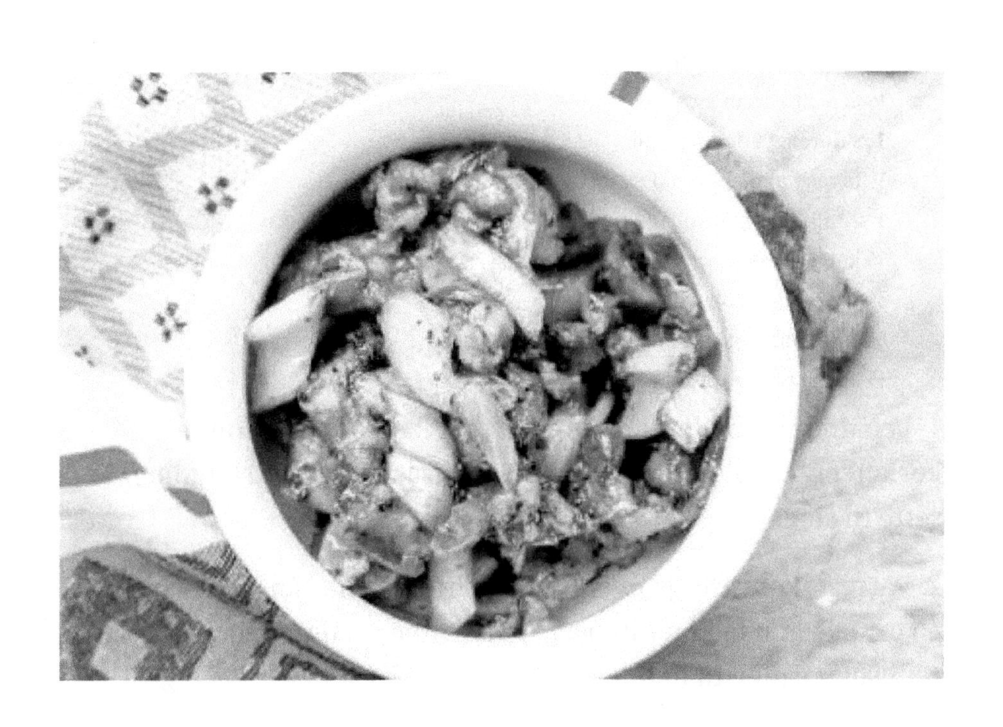

PERSISK SØT OMELETT

START TIL SLUTT:30 minutter gjør: 4 porsjoner

6 store egg

½ ts malt kanel

¼ ts malt kardemomme

¼ ts malt koriander

1 ts finrevet appelsinskall

½ ts ren vaniljeekstrakt

1 ss raffinert kokosolje

⅔ kopp rå cashewnøtter, grovhakket og ristet

⅔ kopp rå mandler, grovhakket og ristet

⅔ kopp pitte og hakkede Medjool-dadler

½ kopp strimlet rå kokosnøtt

1. I en middels bolle visp sammen egg, kanel, kardemomme, koriander, appelsinskall og vaniljeekstrakt til det er skummende; sette til side.

2. Varm kokosnøttolje over middels høy varme i en stor panne til en dråpe vann falt i midten av stekepannen. Tilsett eggblanding; reduser varmen til middels.

3. La egg koke til de begynner å stivne rundt kantene på pannen. Bruk en varmefast slikkepott, skyv forsiktig den ene kanten av eggeblandingen mot midten av pannen mens du vipper pannen slik at den gjenværende flytende eggeblandingen flyter under. Gjenta prosessen rundt kantene på pannen til væsken er nesten stivnet, men eggene er fortsatt fuktige og blanke. Løsne kantene på omelett med slikkepotten; skyv omelett forsiktig ut av pannen og over på en serveringsfat.

4. Dryss cashewnøtter, mandler, dadler og kokos over toppen av omeletten. Server umiddelbart.

REKER OG KRABBE CHAWANMUSHI

FORBEREDELSE:30 minutter koking: 30 minutter avkjøling: 30 minutter gjør: 4 porsjoner

"CHAWANMUSHI" OVERSETTES BOKSTAVELIG TIL "TEKOPP DAMPENDE,"SOM REFERERER TIL HVORDAN DENNE JAPANSKE EGGEKREMEN ER TRADISJONELT TILBEREDT – DAMPET I EN TEKOPP. DEN KREMETE, VELSMAKENDE RETTEN KAN SERVERES VARM ELLER AVKJØLT. LITT KULINARISK TRIVIA: DET ER EN AV DE SJELDNE JAPANSKE RETTENE SOM SPISES MED SKJE.

2 gram ferske eller frosne reker, skrellet, deveined og hakket

1½ unse fersk eller frossen Dungeness eller snøkrabbekjøtt*

2½ kopper kyllingbeinbuljong (seoppskrift), Oksebeinbuljong (seoppskrift), eller kylling- eller oksebuljong uten salt, avkjølt

⅔ kopp shiitake-sopp, oppstilt og hakket

1 1-tommers stykke fersk ingefær, skrelt og i tynne skiver

⅛ teskje saltfritt femkrydderpulver

3 store egg, pisket

⅓ kopp liten squash i terninger

2 ss oppskåret fersk koriander

1. Tin reker og krabbe, hvis frossen. Skyll reker og krabbe; tørk med papirhåndklær. Sette til side. I en liten kjele bringes 1½ kopper buljong, ⅓ kopp hakket shiitake-sopp, ingefær og femkrydderpulver til å koke; redusere varmen. Kok forsiktig til redusert til 1 kopp, ca. 15 minutter. Fjern kjelen fra varmen. Rør inn de resterende 1 kopp buljong; la avkjøles til romtemperatur, ca 20 minutter.

2. Når buljongen er helt avkjølt, visp forsiktig inn eggene, tilsett så lite luft som mulig. Sil blandingen over en bolle gjennom en finmasket sil; kaste faste stoffer.

3. Del reker, krabbe, zucchini, koriander og de resterende ¼ kopp soppene mellom fire 8- til 10-unse ramekins eller krus. Fordel eggeblandingen mellom ramekins som fyller hver en halv til tre fjerdedeler full; sette til side.

4. Fyll en ekstra stor gryte med 1½ tommer vann. Dekk til og kok opp. Reduser varmen til middels lav. Ordne de fire ramekinene inne i lagerpotten. Hell forsiktig i nok ekstra kokende vann til å nå halvveis opp på sidene av ramekins. Dekk ramekins løst med folie. Dekk kjelen med et tettsittende lokk og damp i ca 15 minutter eller til eggedosisen er stivnet. For å teste om den er ferdig, sett inn en tannpirker i midten av vaniljesausen. Når klar buljong kommer ut er den ferdig. Fjern forsiktig ramekins. La avkjøles i 10 minutter før servering. Serveres varm eller avkjølt.

Merk: Før du starter oppskriften, finn en ekstra stor kjele med et tettsittende lokk som lar fire ramekins eller krus stå oppreist inni den. Mens krusene er inne, finn en ren 100% bomullsvaskklut eller et håndkle som dekker toppen av krusene uten å hindre lokket.

*Tips: Du trenger 4 gram krabbe i skallet for å få 1½ gram krabbekjøtt.

Tips: Soppen og krydderne gir smak til buljongen i trinn 1. For en raskere versjon, bruk 2 kopper buljong og start med trinn 2, slipp ingefæren, pulveret med fem krydder og ⅓ kopp shiitakes. Det er ikke nødvendig å sile eggeblandingen.

KYLLINGPØLSEHASJ

FORBEREDELSE:20 minutter koking: 15 minutter gjør: 4 til 6 porsjoner

SELV OM DENNE VELSMAKENDE HASJEN ER PERFEKTDEILIG ALENE, Å KNEKKE FERSKE EGG I FORDYPNINGER I HASHEN OG LA DEM KOKE BARE TIL DE ER LITT FASTE - SLIK AT EGGEPLOMMEN RENNER INN I HASHEN - GJØR DEN SPESIELT VELSMAKENDE.

2 pund malt kylling

1 ts tørket timian

1 ts tørket salvie

½ ts tørket rosmarin

¼ teskje svart pepper

2 ss ekstra virgin olivenolje

2 kopper hakket løk

1 ss finhakket hvitløk

1 kopp hakket grønn søt pepper

1 kopp strimlede rødbeter eller gyldne rødbeter

½ kopp kyllingbeinbuljong (seoppskrift) eller kyllingbuljong uten salt

1. Kombiner malt kylling, timian, salvie, rosmarin og sort pepper i en stor bolle, og rør blandingen sammen med hendene for å fordele krydder jevnt gjennom kjøttet.

2. Varm opp 1 ss olje i en ekstra stor panne på middels høy varme. Legg til kylling; stek ca. 8 minutter eller til de er lett brune, rør med en tresleiv for å bryte opp kjøttet. Bruk en hullsleiv og fjern kjøttet fra pannen; sette til side. Tøm fett fra pannen. Tørk av pannen med et rent papirhåndkle.

3. Varm opp de resterende 1 ss olje i samme panne på middels varme. Tilsett løk og hvitløk; stek ca 3 minutter eller til løken er

mør. Tilsett søt pepper og strimlede rødbeter til løkblandingen; kok ca 4 til 5 minutter eller til grønnsakene er møre, rør av og til. Rør inn reservert kyllingblanding og kyllingbeinbuljong. Varm gjennom.

Tips: Hvis du vil, kan du lage fire innrykk i hashen; knekk et egg i hver fordypning. Dekk til og kok på middels varme til eggene er ønsket ferdige.

ROSMARIN-PÆRE FROKOSTPØLSER

FORBEREDELSE:20 minutter koking: 8 minutter per batch gir: 4 (2-patty) porsjoner

STRIMLET PÆRE GIR DISSE SALTE PØLSENEET SNEV AV SØDME – SOM ER ET FANTASTISK SUPPLEMENT TIL DEN RØYKFYLTE SMAKEN FRA PAPRIKAEN. NYT DEM ALENE ELLER MED EGG.

1 pund kvernet svinekjøtt

1 moden middels pære (som Bosc, Anjou eller Bartlett), skrelles, kjernekjernes og strimles

2 ss finhakket løk

2 ts oppkuttet fersk rosmarin

1 ts fennikelfrø, knust

½ ts røkt paprika

¼ til ½ teskje nykvernet sort pepper

2 fedd hvitløk, finhakket

1 ss olivenolje

1. Kombiner malt svinekjøtt, pære, løk, rosmarin, fennikelfrø, røkt paprika, pepper og hvitløk i en middels bolle. Bland ingrediensene forsiktig til de er grundig kombinert. Del blandingen i åtte like store deler. Form til åtte ½-tommers tykke bøffer.

2. Varm olivenolje over middels varme i en ekstra stor panne til den er varm. Tilsett halvparten av patties; stek i 8 til 10 minutter eller til de er godt brune og gjennomstekt, snu pølser halvveis gjennom. Fjern fra pannen og legg på en tallerken med papirhåndkle for å renne av; telt lett med folie for å holde varmen mens du koker resterende pølser.

STRIMLET BIFFGRYTE I CUBANSK STIL

START TIL SLUTT:30 minutter gjør: 4 porsjoner

RESTER AV BRYST ER IDEELL FOR BRUKI DENNE OPPSKRIFTEN. PRØV DET ETTER AT DU HAR SPIST MEKSIKANSK BRAISERT BRISKET MED MANGO, JICAMA, CHILE OG STEKT GRESSKARFRØSALAT (SEOPPSKRIFT) ELLER ROMAINE WRAPS MED STRIMLET OKSEBRYST OG FERSK RØD CHILE HARISSA (SEOPPSKRIFT) TIL MIDDAG.

1 haug med collard greener eller 4 kopper lettpakket rå spinat

2 ss ekstra virgin olivenolje

½ kopp hakket løk

2 mellomstore grønne paprika, kuttet i strimler

2 ts tørket oregano

½ ts malt spisskummen

½ ts malt koriander

½ ts røkt paprika

3 fedd hvitløk, finhakket

2 gram kokt biff, strimlet

1 ts finrevet appelsinskall

⅓ kopp fersk appelsinjuice

1 kopp halverte cherrytomater

1 ss fersk limejuice

1 moden avokado, frøet, skrellet og skåret i skiver

1. Fjern og kast tykke stilker fra collard greener. Skjær bladene i passe store biter; sette til side.

2. Varm olivenolje over middels varme i en ekstra stor panne. Tilsett løk og søt paprika; kok i 3 til 5 minutter eller bare til grønnsakene er møre. Tilsett oregano, spisskummen, koriander, røkt paprika og hvitløk; rør godt om. Tilsett strimlet biff,

appelsinskall og appelsinjuice; rør for å kombinere. Tilsett collard greener og tomater. Kok, dekket, i 5 minutter eller bare til tomatene begynner å safte ut og grønnkålen er akkurat møre. Drypp over limejuice. Server med avokado i skiver.

FRANSK POULET SKILLET

FORBEREDELSE:40 minutter koking: 10 minutter stå: 2 minutter gjør: 4 til 6 porsjoner

KOKT KYLLING ER PRAKTISK Å HAI KJØLESKAPET FOR Å LAGE PROTEINRIKE FROKOSTER MYE RASKERE Å LAGE. ENTEN DET ER FRA RESTER AV STEKT KYLLING MED SAFRAN OG SITRON (SEOPPSKRIFT) ELLER RETT OG SLETT AV BAKT KYLLING DU LAGER SPESIELT FOR Å BRUKE I RETTER SOM DENNE, DEN ER FIN Å HA FOR HÅNDEN.

1 0,5 unse pakke tørket kantarellsopp

8 gram fersk asparges

2 ss olivenolje

1 middels fennikelløk, kjernekledd og i tynne skiver

⅔ kopp kuttet purre, kun hvite og lysegrønne deler

1 ss herbes de Provence

3 kopper kokt kylling i terninger

1 kopp hakkede tomater med frø

¼ kopp kyllingbeinbuljong (seoppskrift) eller kyllingbuljong uten salt

¼ kopp tørr hvitvin

2 ts finstrimlet sitronskall

4 kopper grovhakkede røde eller regnbueblader

¼ kopp oppkuttet fersk basilikum

2 ss oppskåret fersk mynte

1. Rehydrer tørket sopp i henhold til pakkens anvisninger; avløp. Skyll og tøm igjen; sette til side.

2. I mellomtiden, knips av og kast treede bunner fra asparges. Hvis ønskelig, skrap av skjell. Del asparges i 2-tommers biter. Kok aspargesen i kokende vann i en stor gryte i 3 minutter eller til den er sprø; avløp. Stopp umiddelbart i isvann for å stoppe kokingen; sette til side.

3. Varm olje over middels varme i en ekstra stor panne. Tilsett fennikel, purre og urter fra Provence; kok i 5 minutter eller bare til fennikel begynner å bli brun, rør av og til. Tilsett rehydrert sopp, asparges, kylling, tomater, kyllingbeinbuljong, vin og sitronskall. La det småkoke. Dekk til og reduser varmen til lav. La småkoke i 5 minutter eller bare til fennikel og asparges er møre og tomater er saftige. Fjern fra varme. Rør inn mangold og la stå i 2 minutter eller til den er visnet. Dryss over basilikum og mynte.

ØRRET MED SØTPOTETER

FORBEREDELSE:35 minutter baking: 6 minutter koking: 1 minutt per batch poteter gjør: 4 porsjoner

SELV OM DU IKKE FANGET ØRRETENI EN FJELLBEKK VIL DENNE RETTEN FÅ DEG TIL Å FØLE DEG LITT SOM OM DU NYTER EN "STRANDFROKOST" VED SIDEN AV ET KNITRENDE BÅL.

4 6-unse ferske eller frosne skinnfrie ørretfileter, ¼ til ½ tomme tykke

1½ ts røykkrydder (seoppskrift)

¼ til ½ teskje svart pepper (valgfritt)

3 ss raffinert kokosolje

1½ pund hvite eller gule søtpoteter, skrelt

Raffinert kokosolje til steking*

Finhakket fersk persille

Skåret løkløk

1. Forvarm ovnen til 400°F. Tin fisk, hvis den er frossen. skyll fisk; tørk med papirhåndklær. Dryss fileter med Smoky Seasoning og eventuelt pepper. Varm 2 ss olje over middels høy varme i en ekstra stor stekepanne. Legg filetene i pannen og stek uten lokk i 6 til 8 minutter eller til fisken begynner å flake når den testes med en gaffel. Fjern fra ovnen.

2. Skjær i mellomtiden søtpoteter på langs i lange tynne strimler med en julienneskreller eller mandolin utstyrt med julienne-kutteren. Pakk potetstrimler inn i en dobbel tykkelse med tørkepapir og sug opp overflødig vann.

3. Varm opp 2 til 3 tommer raffinert kokosolje til 365 °F i en stor gryte med minst 8 tommer høye sider. Tilsett poteter forsiktig, omtrent en fjerdedel om gangen, til den varme oljen. (Olje vil stige i gryten.) Stek ca. 1 til 3 minutter per porsjon eller til det akkurat

begynner å bli brun, rør en eller to ganger. Fjern potetene raskt med en lang hullsleiv og la dem renne av på tørkepapir. (Poteter kan overkoke raskt, så sjekk tidlig og ofte.) Sørg for å varme oljen tilbake til 365 °F før du legger til hver batch med poteter.

4. Dryss ørret med persille og løk; server med søtpotetsnøre.

*Tips: Du trenger to til tre 29-unse beholdere med kokosolje for å ha nok olje til steking.

LAKSEBIFF MED TOMATILLO-MANGO SALSA, POSJERTE EGG OG SQUASHBÅND

FORBEREDELSE:25 minutter avkjøling: 30 minutter koking: 16 minutter gir: 4 porsjoner

DETTE ER KANSKJE IKKE FROKOSTFØR DU DRAR TIL JOBB PÅ EN HVERDAGSMORGEN, MEN DET ER EN IMPONERENDE OG HELT DEILIG HELGEBRUNSJ FOR VENNER ELLER FAMILIE

10 gram kokt laks*

2 eggehviter

½ kopp mandelmel

⅓ kopp strimlet søtpotet

2 ss løkløk i tynne skiver

2 ss oppskåret fersk koriander

2 ss Chipotle Paleo Mayo (seoppskrift)

1 ss fersk limejuice

1 ts meksikansk krydder (seoppskrift)

Svart pepper

4 ss olivenolje

1 oppskrift på Zucchini-bånd (seoppskrift, nedenfor)

4 egg, posjert (se seoppskrift på blomkålsteker og egg)

Tomatillo-Mango Salsa (seoppskrift, nedenfor)

1 moden avokado, skrellet, frøet og skåret i skiver

1. For laksekaker, bruk en gaffel i en stor bolle til å flakke kokt laks i små biter. Tilsett eggehviter, mandelmel, søtpotet, løk, koriander, Chipotle Paleo Mayo, limejuice, meksikansk krydder og pepper etter smak. Bland lett for å kombinere. Del blandingen i åtte porsjoner; form hver del til en patty. Legg bøffer på en bakepapirkledd stekeplate. Dekk til og avkjøl minst 30 minutter før steking. (Kaker kan avkjøles 1 dag før servering.)

2. Forvarm ovnen til 300°F. Varm 2 ss olivenolje over middels høy varme i en stor stekepanne. Legg halvparten av kakene til pannen; stek ca. 8 minutter eller til de er gyldenbrune, snu kakene halvveis gjennom tilberedningen. Ha kakene over på et annet bakepapirkledd stekebrett og hold dem varme i ovnen. Stek de resterende kakene i de resterende 2 ss olje som anvist.

3. For å servere, ordne Zucchini-bånd i et rede på hver av fire serveringsfat. Topp hver med 2 laksekaker, et posjert egg, litt av Tomatillo-Mango Salsa og avokadoskiver.

Zucchini-bånd: Trim ender fra 2 zucchini. Bruk en mandolin- eller grønnsaksskreller og barber lange bånd fra hver zucchini. (For å holde båndene intakte, slutt å barbere når du når frøkjernen i midten av squashen.) Varm opp 1 ss olivenolje over middels høy varme i en stor stekepanne. Tilsett zucchini og ⅛ teskje malt spisskummen; kok i 2 til 3 minutter eller til den er sprø, bruk en tang til å forsiktig kaste båndene for å koke jevnt. Drypp over limejuice.

Tomatillo-Mango Salsa: Forvarm ovnen til 450°F. Skrell og halver 8 tomatillos. På en bakeplate ordne tomatillos; 1 kopp hakket løk; 1 hakket frisk jalapeño med frø; og 2 fedd skrelt hvitløk. Drypp med 1 ss olivenolje; kaste til belegg. Stek grønnsakene i ca 15 minutter eller til de begynner å bli myke og brune. La avkjøles i 10 minutter. Overfør grønnsaker og eventuell juice til en foodprosessor. Tilsett ¾ kopp hakket, skrelt mango og ¼ kopp frisk koriander. Dekk til og pulser for å grovhakke. Overfør salsa til en bolle; rør inn en ekstra ¾ kopp hakket, skrellet mango. (Salsa kan lages 1 dag i forveien og avkjøles. Ta romtemperatur før servering.)

*Tips: For kokt laks, forvarm ovnen til 425 °F. Plasser en 8-unse laksefilet på en bakepapirkledd stekeplate. Stek i 6 til 8 minutter per ½ tomme tykkelse av fisken eller til fisken lett flaker seg når den testes med en gaffel.

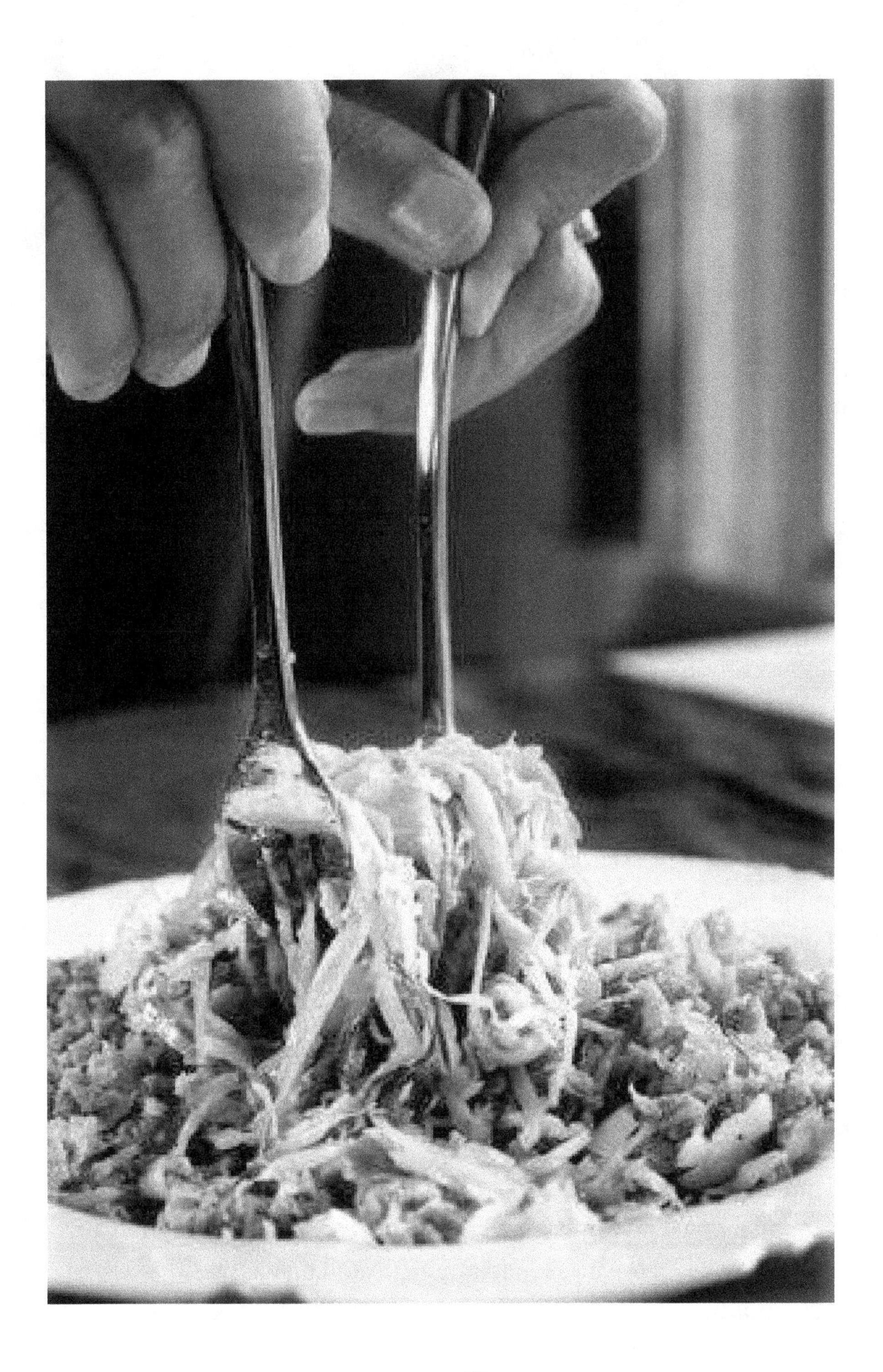

APPLE-FLAX KNEKT

START TIL SLUTT:30 minutter gjør: 4 porsjoner

DISSE MELLØSE FLAPJACKENE ER SPRØPÅ UTSIDEN OG ØM PÅ INNSIDEN. LAGET MED STRIMLET EPLE OG BARE LITT LINMEL OG EGG FOR Å BINDE DEM, ER DE EN FROKOSTGODBIT SOM BARN (OG VOKSNE OGSÅ) VIL SLUKE.

4 store egg, lett pisket

2 store epler uten skrelle, kjernet ut og finstrimlet

½ kopp linmel

¼ kopp finhakkede valnøtter eller pekannøtter

2 ts finrevet appelsinskall

1 ts ren vaniljeekstrakt

1 ts malt kardemomme eller kanel

3 ss uraffinert kokosolje

½ kopp mandelsmør

2 ts finrevet appelsinskall

¼ teskje malt kardemomme eller kanel

1. Kombiner egg, strimlede epler, linmel, nøtter, appelsinskall, vanilje og 1 ts kardemomme i en stor bolle. Rør til det er godt blandet. La røren stå i 5 til 10 minutter for å tykne.

2. Smelt 1 ss kokosolje på en takke eller panne på middels varme. For hver Apple-Flax Jack, slipp omtrent ⅓ kopp røre på takken, spre litt. Stek over middels varme i 3 til 4 minutter på hver side eller til knektene er gyldenbrune.

3. I mellomtiden, i en liten bolle som tåler mikrobølgeovn, varm mandelsmør på lavt nivå til det kan smøres. Server på toppen av Apple-Flax Jacks og dryss med appelsinskall og ekstra kardemomme.

ORANGE-INGEFÆR PALEO GRANOLA

FORBEREDELSE:15 minutter koking: 5 minutter stå: 4 minutter baking: 27 minutter avkjøling: 30 minutter gir: 8 (½ kopp) porsjoner

DENNE SPRØ NØTTEN OG TØRKET FRUKT "KORNBLANDINGEN"ER DEILIG TOPPET MED MANDEL- ELLER KOKOSMELK OG SPIST MED EN SKJE, MEN DET ER OGSÅ EN FLOTT GRAB-AND-GO-FROKOST ELLER SNACKS SOM GUMLES PÅ TØRT.

⅔ kopp fersk appelsinjuice

1 ½-tommers stykke fersk ingefær, skrelt og i tynne skiver

1 ts grønne teblader

2 ss uraffinert kokosolje

1 kopp grovhakkede rå mandler

1 kopp rå macadamianøtter

1 kopp avskallede rå pistasjnøtter

½ kopp usøtet kokosnøttchips

¼ kopp hakkede usvovelede, usøtede tørkede aprikoser

2 ss hakket, tørket, usøtet, usøtet, tørket fiken

2 ss usvovelede, usøtede gylne rosiner

Usøtet mandelmelk eller kokosmelk

1. Forvarm ovnen til 325°F. Varm appelsinjuice i en liten kjele til den koker. Tilsett ingefærskiver. Kok forsiktig uten lokk i ca 5 minutter eller til den er redusert til ca ⅓ kopp. Fjern fra varmen; legg til grønne teblader. Dekk til og la trekke i 4 minutter. Sil appelsinjuiceblandingen gjennom en finmasket sil. Kast teblader og ingefærskiver. Tilsett kokosolje i varm appelsinjuiceblanding og rør til den er smeltet. Kombiner mandler, macadamianøtter og pistasjnøtter i en stor bolle. Tilsett appelsinjuiceblanding; kaste til belegg. Fordel jevnt i en stor bakeform.

2. Stek uten lokk i 15 minutter, mens du rører halvveis i steketiden. Tilsett kokosnøttchips; rør blandingen og fordel til et jevnt lag. Stek ca 12 til 15 minutter mer eller til nøttene er ristet og gyllenbrune, rør en gang. Legg til aprikoser, fiken og rosiner; rør til det er godt blandet. Spre granola på et stort stykke folie eller rent bakepapir; avkjøles helt. Server med mandel- eller kokosmelk.

Å lagre: Plasser granola i en lufttett beholder; oppbevares i romtemperatur i opptil 2 uker eller i fryseren i opptil 3 måneder.

STUET FERSKEN OG BÆR MED RISTET KOKOS-MANDELCRUNCH

FORBEREDELSE:20 minutter baking: 1 time koking: 10 minutter gjør: 4 til 6 porsjoner

LAGRE DETTE TIL FERSKENSESONGEN- VANLIGVIS SLUTTEN AV JULI, AUGUST OG BEGYNNELSEN AV SEPTEMBER I DE FLESTE DELER AV LANDET - NÅR FERSKEN ER PÅ SITT SØTESTE OG SAFTIGSTE. DETTE ER EN FANTASTISK FROKOST, MEN KAN OGSÅ NYTES SOM DESSERT

6 modne fersken

½ kopp usøtet, usvovlet tørket fersken, finhakket*

¾ kopp fersk appelsinjuice

¼ kopp uraffinert kokosolje

½ ts malt kanel

1 kopp usøtet kokosflak

1 kopp grovhakkede rå mandler

¼ kopp usaltede rå solsikkefrø

1 ss fersk sitronsaft

1 vaniljestang, delt og frø skrapt

1 kopp bringebær, blåbær, bjørnebær og/eller grovhakkede jordbær

1. Kok opp 8 kopper vann i en stor kjele. Bruk en skarp kniv og skjær et grunt X på bunnen av hver fersken. Senk fersken, to om gangen, i kokende vann i 30 til 60 sekunder eller til skinnet begynner å dele seg. Bruk en hullsleiv til å overføre fersken til en stor bolle med isvann. Når det er kjølig nok til å håndtere, bruk en kniv eller fingrene for å skrelle av skinn; kast skinn. Skjær fersken i kiler, kast gropene; sette til side.

2. Forvarm ovnen til 250°F. Kle en stor stekeplate med bakepapir. I en foodprosessor eller blender kombinerer du 1 kopp

ferskenbåter, tørkede ferskener, ¼ kopp appelsinjuice, kokosolje og kanel. Dekk til og bearbeid eller bland til jevn; sette til side.

3. Kombiner kokosflakene, mandlene og solsikkefrøene i en stor bolle. Tilsett purert ferskenblanding. Kast til belegg. Overfør nøtteblandingen til den tilberedte bakeplaten, og fordel den jevnt. Stek i 60 til 75 minutter eller til tørr og sprø, rør av og til. (Vær forsiktig så du ikke brenner deg; blandingen blir mer sprø etter hvert som den avkjøles.)

4. I mellomtiden legger du de gjenværende ferskenkilene i en middels tung kjele. Rør inn den gjenværende ½ kopp appelsinjuice, sitronsaft og delt vaniljestang (med frø). Kok opp på middels varme, rør av og til. Reduser varmen til lav; la det småkoke uten lokk i 10 til 15 minutter eller til det tykner, rør av og til. Fjern vaniljestangen. Rør inn bær. Kok i 3 til 4 minutter eller bare til bærene er gjennomvarme.

5. For å servere, skje stuet fersken i boller. Dryss hver porsjon med nøtteblanding.

*Merk: Hvis du ikke finner usvovelede tørkede ferskener, kan du bruke ⅓ kopp usvovelede tørkede aprikoser, hakket, i stedet.

STRAWBERRY-MANGO POWER SMOOTHIES

FORBEREDELSE:15 minutter koking: 30 minutter gir: 4 (ca. 8 unse) porsjoner

RØDBETEN I DENNE FROKOSTDRIKKENGIR DEN EN VITAMIN- OG MINERALBOOST OG EN NYDELIG RØD FARGETONE. EGGEHVITEPULVERET GIR PROTEIN OG BLIR PISKET ETTER HVERT SOM DRIKKEN BLANDES, FOR EN LETTERE, SKUMMENDE SMOOTHIE.

1 middels rød bete, skrellet og delt i kvarte (ca. 4 gram)

2½ kopper avskallede ferske jordbær

1½ kopper frosne usøtede mangobiter*

1¼ kopper usøtet kokosmelk eller mandelmelk

¼ kopp usøtet granateplejuice

¼ kopp usaltet mandelsmør

2 ts eggehvitepulver

1. Kok rødbeter, dekket, i en liten mengde kokende vann i en middels gryte i 30 til 40 minutter** eller til de er veldig møre. Avløp bete; kjør kaldt vann over rødbeten for å avkjøles raskt. Tøm godt.

2. Kombiner rødbeter, jordbær, mangobiter, kokosmelk, granateplejuice og mandelsmør i en blender. Dekk til og kjør til den er jevn, stopp for å skrape sidene av blenderen etter behov. Tilsett eggehvitepulver. Dekk til og bland til det er blandet.

*Merk: For å fryse ferske mangobiter, ordne oppkuttet mango i et enkelt lag i en 15×10×1-tommers stekepanne dekket med vokset papir. Dekk løst til og frys i flere timer eller til den er veldig fast. Overfør frosne mangobiter til en lufttett beholder; fryse i opptil 3 måneder.

**Merk: Rødbeten kan kokes opptil 3 dager frem i tid. Avkjøl rødbeten helt. Oppbevares i en tett lukket beholder i kjøleskapet.

DATE SHAKES

START TIL SLUTT:10 minutter gjør: 2 (omtrent 8-unse) porsjoner

DETTE ER ET PALEO-TAK PÅDE KREMETE DADDELSHAKENE VANLIGVIS LAGET MED ISKREM SOM HAR VÆRT POPULÆRE I DET SØRLIGE CALIFORNIA SIDEN 1930-TALLET. MED DADLER, FROSSEN BANAN, MANDELSMØR, MANDELMELK OG EGGEHVITEPULVER ER DENNE VERSJONEN DESIDERT MER NÆRINGSRIK. FOR EN SJOKOLADEVERSJON, TILSETT 1 SS USØTET KAKAOPULVER.

⅓ kopp hakkede, pitted Medjool dadler

1 kopp usøtet mandel- eller kokosmelk (med vanilje om ønskelig)

1 moden banan, frossen og i skiver

2 ss mandelsmør

1 ss eggehvitepulver

1 ss usøtet kakaopulver (valgfritt)

½ ts fersk sitronsaft

⅛ til ¼ teskje malt muskatnøtt*

1. Kombiner dadler og ½ kopp vann i en liten bolle. Mikrobølgeovn på høy i 30 sekunder eller til dadler er myke; tømme av vannet.

2. Bland dadler, mandelmelk, bananskiver, mandelsmør, eggehvitepulver, kakaopulver (hvis du bruker), sitronsaft og muskatnøtt i en blender. Dekk til og bland til jevn.

*Tips: Hvis du bruker kakaopulver, bruk ¼ ts malt muskatnøtt.

CHORIZO-FYLTE JALAPEÑO POPPERS

FORBEREDELSE:30 minutter baking: 25 minutter gjør: 12 forretter

EN SKVETT KORIANDER-LIME CASHEWKREMAVKJØLER BÅLET TIL DISSE KRYDREDE SNACKSENE. FOR EN MILDERE SMAK, BYTT UT JALAPEÑOS MED 6 MINIATYR PAPRIKA, STAMMET, FRØET OG HALVERT VERTIKALT.

2 ts ancho chile pulver*

1½ ts granulert hvitløk uten konserveringsmiddel

1½ ts malt spisskummen

¾ teskje tørket oregano

¾ teskje malt koriander

½ ts sort pepper

¼ teskje malt kanel

⅛ teskje malt nellik

12 gram malt svinekjøtt

2 ss rødvinseddik

6 store jalapeño chili, delt i to horisontalt og frøsatt** (la stilkene være intakte hvis mulig)

½ kopp cashewkrem (seoppskrift)

1 ss finhakket fersk koriander

1 ts finrevet limeskall

1. Forvarm ovnen til 400°F.

2. For chorizo, bland chilepulver, hvitløk, spisskummen, oregano, koriander, sort pepper, kanel og nellik i en liten bolle. Legg svinekjøtt i en middels bolle. Bryt den forsiktig opp med hendene. Dryss krydderblanding over svinekjøttet; tilsett eddik. Bearbeid kjøttblandingen forsiktig til krydder og eddik er jevnt fordelt.

3. Fyll chorizo i halvparter av jalapeño, del jevnt og bland litt (chorizo vil krympe mens den koker). Ordne fylte jalapeño-

halvdeler på en stor bakeplate. Stek i 25 til 30 minutter eller til chorizoen er gjennomstekt.

4. I mellomtiden kombinerer du cashewkrem, koriander og limeskall i en liten bolle. Drypp fylte jalapeños med cashewkremblanding før servering.

*Merk: Hvis du vil, bytt ut 2 ss paprika og ¼ ts malt cayenne med ancho chile pulver.

**Tips: Chile inneholder oljer som kan brenne huden, øynene og det følsomme vevet i nesen. Unngå direkte kontakt med avkuttede sider og frø av chili så mye som mulig. Hvis de bare hendene dine berører en av disse delene av paprikaen, vask hendene grundig med såpe og varmt vann.

STEKT BETEBITER MED APPELSIN-VALNØTTDRYSS

FORBEREDELSE:20 minutter baking: 40 minutter mariner: 8 timer gjør: 12 porsjoner

VALNØTTOLJE BØR ALDRI BRUKES TIL MATLAGING.NÅR DEN VARMES OPP, GJØR DENS HØYE KONSENTRASJON AV FLERUMETTET FETT DEN UTSATT FOR OKSIDASJON OG NEDBRYTNING, MEN DEN ER HELT FANTASTISK BRUKT I RETTER SOM SERVERES KALDE ELLER VED ROMTEMPERATUR – SOM DENNE.

3 store rødbeter, trimmet og skrellet (ca. 1 pund)

1 ss olivenolje

¼ kopp valnøttolje

1½ ts finrevet appelsinskall

¼ kopp fersk appelsinjuice

2 ts fersk sitronsaft

2 ss finhakkede valnøtter, ristet*

1. Forvarm ovnen til 425°F. Skjær hver rødbete i 8 skiver. (Hvis rødbeter er mindre, kutt dem i ½-tommers kiler. Du vil ha ca. 24 kiler totalt.) Plasser rødbeter i en 2-liters bakebolle; drypp med olivenolje og bland til belegg. Dekk fatet med folie. Stek, dekket, i 20 minutter. Rør rødbeter og stek uten lokk i ca 20 minutter til eller til rødbetene er møre. La avkjøles litt.

2. I mellomtiden, for marinade, kombinerer du valnøttolje, appelsinskall, appelsinjuice og sitronsaft i en liten bolle. Hell marinade over rødbeter; dekk til og avkjøl i 8 timer eller over natten. Tøm marinaden.

3. Legg rødbeter i en serveringsbolle og strø over de ristede valnøttene. Server med hakke.

*Tips: For å riste nøtter, fordel dem i en grunne stekepanne. Stek i en 350 ° F ovn i 5 til 10 minutter eller til de er lett brune, rist pannen en eller to ganger. Følg nøye med så de ikke brenner seg.

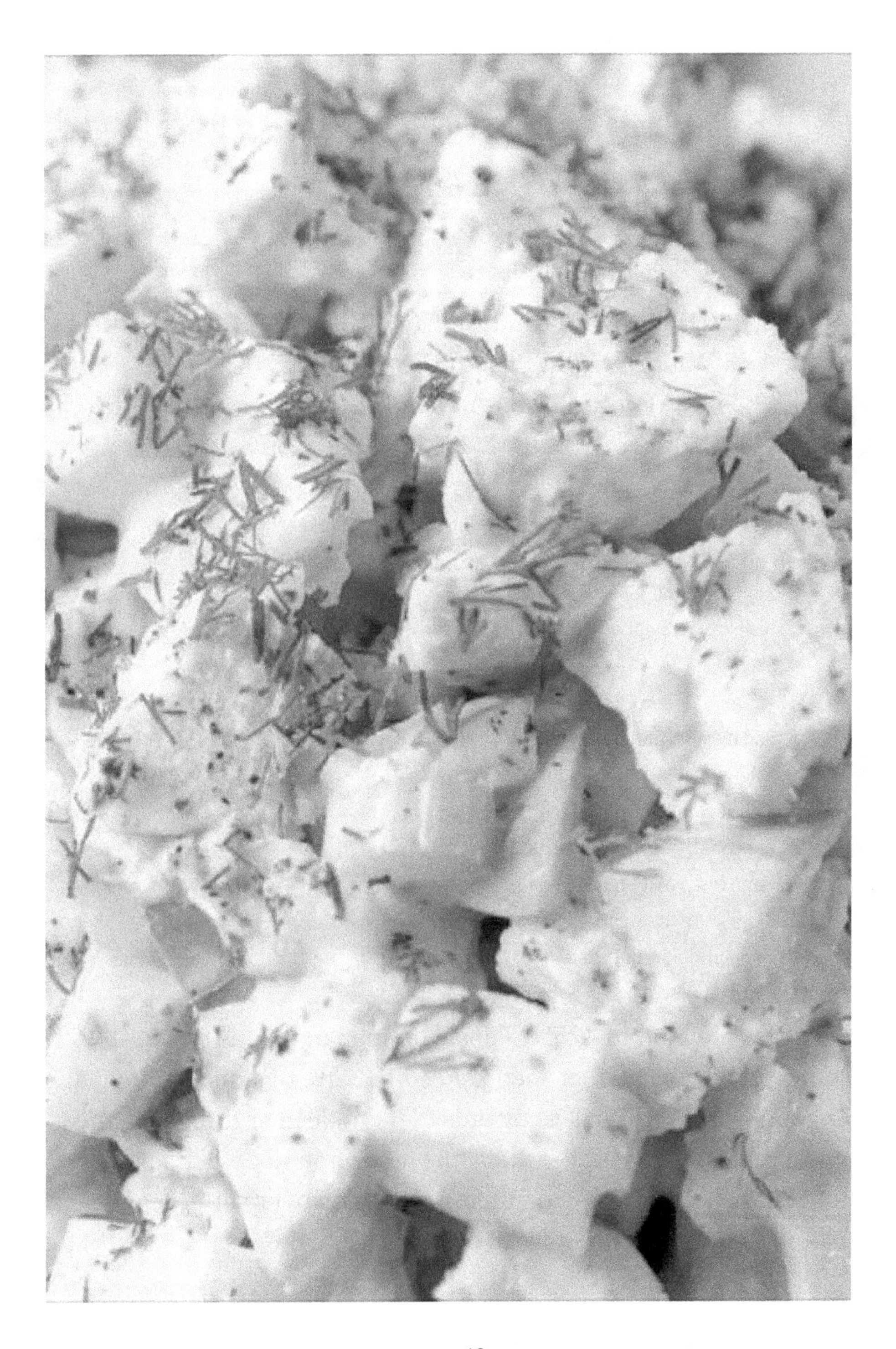

BLOMKÅLBEGER MED URTEPESTO OG LAM

FORBEREDELSE:45 minutter steking: 15 minutter steking: 10 minutter gjør: 6 porsjoner

BLOMKÅLKOPPENE ER VELDIG LETTEOG ØM. DET KAN VÆRE LURT Å SERVERE DISSE VELSMAKENDE SNACKSENE MED GAFLER, SLIK AT GJESTENE KAN FÅ HVER SISTE MATBIT – OG FORTSATT HOLDE OPPFØRSELEN INTAKT.

2 ss raffinert kokosolje, smeltet
4 kopper grovhakket fersk blomkål
2 store egg
½ kopp mandelmel
¼ teskje svart pepper
4 løkløk
12 gram malt lam eller malt svinekjøtt
3 fedd hvitløk, finhakket
12 cherry- eller druetomater, delt i kvarte
1 ts middelhavskrydder (seoppskrift)
¾ kopp fastpakket fersk koriander
½ kopp fastpakket fersk persille
¼ kopp fastpakket fersk mynte
⅓ kopp pinjekjerner, ristet (seTips)
¼ kopp olivenolje

1. Forvarm ovnen til 425°F. Pensle bunnen og sidene av tolv 2½-tommers muffinskopper med kokosolje. Sette til side. Ha blomkål i en foodprosessor. Dekk til og puls til blomkålen er finhakket, men ikke purert. Fyll en stor stekepanne med vann til en dybde på 1 tomme; kok opp. Sett en dampkurv i pannen over vann. Legg blomkål i dampkoker. Dekk til og damp i 4 til 5 minutter eller til de

er møre. Fjern dampkoker med blomkål fra gryten og sett over en stor tallerken. La blomkålen avkjøles litt.

2. I en stor bolle pisk egg lett med en visp. Rør inn avkjølt blomkål, mandelmel og pepper. Hell blomkålblandingen jevnt i forberedte muffinskopper. Bruk fingrene og baksiden av en skje, trykk blomkål på bunnen og opp på sidene av koppene.

3. Bake blomkål kopper i 10 til 15 minutter eller til blomkål kopper er lett brunet og sentrene er satt. Legg på rist, men ikke fjern fra pannen.

4. Skjær i mellomtiden løkløk i tynne skiver, hold hvit bunn adskilt fra de grønne toppene. I en stor stekepanne koker du lam, den skivede hvite bunnen av løkløken og hvitløken over middels høy varme til kjøttet er gjennomstekt, rør med en tresleiv for å bryte opp kjøttet mens det koker. Tøm av fett. Tilsett grønne deler av løkløk, tomater og middelhavskrydder. Kok og rør i 1 minutt. Hell lammeblandingen jevnt i blomkålbeger.

5. For urtepesto, bland koriander, persille, mynte og pinjekjerner i en foodprosessor. Dekk til og bearbeid til blandingen er finhakket. Med prosessoren i gang, tilsett olje sakte gjennom materøret til blandingen er godt blandet.

6. Kjør en tynn skarp kniv rundt kantene på blomkålbegerene. Ta koppene forsiktig ut av pannen og sett på et serveringsfat. Hell urtepesto over blomkålbeger.

SPINAT-ARTISJOKKDIP

START TIL SLUTT:20 minutter gjør: 6 porsjoner

DET SER UT TIL AT NESTEN ALLE PARTIERINKLUDERER EN VERSJON AV SPINAT-ARTISJOKKDIPP PÅ BORDET - VARM ELLER KALD - FORDI FOLK ELSKER DET. DESSVERRE ELSKER IKKE DE KOMMERSIELT LAGDE VERSJONENE – OG TIL OG MED DE FLESTE HJEMMELAGDE VERSJONENE – DEG TILBAKE. DET GJØR DENNE.

1 ss ekstra virgin olivenolje

1 kopp finhakket søt løk

3 fedd hvitløk, finhakket

1 9-unse boks frosne artisjokkhjerter, tint

¾ kopp Paleo Mayo (seoppskrift)

¾ kopp cashewkrem (seoppskrift)

½ ts finrevet sitronskall

2 ts fersk sitronsaft

2 ts røykkrydder (seoppskrift)

2 10-unse bokser hakket frossen spinat, tint og godt drenert

Diverse oppskårne grønnsaker som agurk, gulrøtter og rød paprika

1. Varm opp olivenolje på middels varme i en stor panne. Tilsett løk; kok og rør rundt 5 minutter eller til den er gjennomsiktig. Tilsett hvitløk; kok i 1 minutt.

2. Ha i mellomtiden avrente artisjokker i en foodprosessor utstyrt med hakke-/miksebladet. Dekk til og puls til det er finhakket; sette til side.

3. Kombiner Paleo Mayo og Cashew Cream i en liten bolle. Rør inn sitronskall, sitronsaft og røykkrydder; sette til side.

4. Tilsett hakkede artisjokker og spinat i løkblandingen i pannen. Rør inn majonesblandingen; varme gjennom. Server med oppkuttede grønnsaker.

ASIATISKE KJØTTBOLLER MED STJERNEANISSAUS

FORBEREDELSE:30 minutter koking: 5 minutter per batch gir: 8 porsjoner

FOR DENNE OPPSKRIFTEN TRENGER DUSTILKER OG RIBBE FRA 1 HAUG MED SENNEPSGRØNT. LAG DEN SAMTIDIG SOM DU LAGER SESAMFLEKKEDE SENNEPSGRØNNE CHIPS (SEOPPSKRIFT) ELLER START MED EN HAUG MED SENNEPSGRØNT OG HAKK OPP DE MINDRE BLADENE SAMMEN MED STILKENE OG RIBBA TIL KJØTTBOLLENE – OG SPAR DE STØRRE BLADENE TIL STEKING MED HVITLØK FOR EN RASK SIDERETT.

Stilker og ribbe fra 1 haug med sennepsgrønt

1 6-tommers stykke fersk ingefær, skrelt og skåret i skiver

12 gram malt svinekjøtt

12 gram malt kalkun (mørkt og hvitt kjøtt)

½ ts sort pepper

4 kopper oksebeinbuljong (seoppskrift) eller oksebuljong uten salt

2 stjerneanis

½ kopp finhakket løk

3 ts finrevet appelsinskall

2 ss eplecidereddik

1 ts Hot Chile Oil (seoppskrift, nedenfor) (valgfritt)

8 savoykålblader

1 ss finhakket løk

2 ts knust rød pepper

1. Grovhakk sennepsgrønnstilkene og ribbenene; legg i en foodprosessor. Dekk til og bearbeid til det er finhakket. (Du bør ha 2 kopper.) Legg i en stor bolle. Legg ingefæren i skiver i foodprosessoren; dekk og bearbeid til hakket. Tilsett ¼ kopp

hakket ingefær, kvernet svinekjøtt, malt kalkun og sort pepper i bollen. Bland lett til det er godt blandet. Form kjøttblandingen til 32 minikjøttboller med ca 1 ss kjøttblanding til hver kjøttbolle.

2. For stjerneanis-dipsaus, i en middels gryte kombinerer du 2 ss av den reserverte hakkede ingefæren, 2 kopper oksebeinbuljong, 1 stjerneanis, ¼ kopp av scallions, 2 ts av appelsinskallet, eplecidereddiken , og, om ønskelig, Hot Chile Oil. Kok opp; redusere varmen. La småkoke under lokk mens du koker kjøttbollene.

3. I mellomtiden kombinerer du de resterende 2 ss hakket ingefær, 2 kopper buljong, 1 stjerneanis, ¼ kopp av løkløken og 1 ts appelsinskall i en annen middels kjele. Kok opp; tilsett så mange kjøttboller som vil flyte i kokevæsken uten å bli overfylt. Kok kjøttboller i 5 minutter; fjern med en hullsleiv. Hold kokte kjøttboller varme i en serveringsbolle mens du steker de resterende kjøttbollene. Kast kokevæsken.

4. Fjern dipsausen fra varmen. Sil og kast fast stoff.

5. Til servering legger du et kålblad på en forrettstallerken og legger 4 kjøttboller på hvert blad. Drypp med varm dipsaus; dryss over løk og knust rød pepper.

Hot Chile Oil: Varm 2 ss solsikkeolje i en liten kjele over middels varme; tilsett 2 ts knust rød pepper og 2 hele tørkede ancho chili. Kok i 1 minutt eller bare til chilipepper begynner å syde (ikke la dem brune eller du må begynne på nytt). Tilsett ¾ kopp solsikkeolje; varm opp til den er gjennomvarm. Fjern fra varme; la avkjøles til romtemperatur. Sil olje gjennom en finmasket sil; kast chili. Oppbevar olje i en lufttett beholder eller glasskrukke i kjøleskapet i opptil 3 uker.

DEVILED EGG

START TIL SLUTT:25 minutter gjør: 12 porsjoner

HVIS DU VELGER WASABI DEVILED EGG,SØRG FOR Å SE ETTER ET WASABI-PULVER SOM INNEHOLDER KUN NATURLIGE INGREDIENSER, UTEN SALT OG INGEN KUNSTIG FARGE. WASABI ER EN ROT SOM RIVES OG BRUKES FERSK ELLER TØRKET OG MALT TIL ET PULVER. MENS 100 % WASABIPULVER ER VANSKELIG Å FINNE UTENFOR JAPAN – OG VELDIG DYRT – ER DET KOMMERSIELT TILGJENGELIGE WASABIPULVER SOM BARE INNEHOLDER WASABI, PEPPERROT OG TØRR SENNEP.

6 hardkokte egg, skrelt*

¼ kopp Paleo Mayo (seoppskrift)

1 ts Dijon-stil sennep (seoppskrift)

1 ts cider eddik eller hvitvinseddik

½ ts sort pepper

Røkt paprika eller friske persillekvister

1. Skjær egg i to horisontalt. Fjern eggeplommene og legg i en middels bolle. Anrett hvitene på et serveringsfat.

2. Mos eggeplommene med en gaffel. Rør inn Paleo Mayo, Dijon-stil sennep, eddik og sort pepper. Bland godt.

3. Øs eggeplommeblandingen i eggehvitehalvdelene. Dekk til og avkjøl til servering. Pynt med paprika eller persillekvister.

Wasabi Deviled Eggs: Forbered som anvist, bortsett fra å utelate Dijon-stil sennep og bruke ¼ kopp pluss 1 ts Paleo Mayo. Kombiner 1 ts wasabipulver og 1 ts vann i en liten bolle for å lage en pasta. Rør inn i eggeplommeblandingen, sammen med ¼ kopp tynne skiver løkløk. Pynt med oppskåret løkløk.

Chipotle Deviled Eggs: Tilbered som anvist, bortsett fra å røre ¼ kopp finhakket koriander, 2 ss finhakket rødløk og ½ ts malt chipotle chilipepper inn i eggeplommeblandingen. Dryss over mer malt chipotle chilipepper.

Avokado-Ranch Deviled Eggs: Reduser Paleo Mayo til 2 ss og slipp sennep og eddik i Dijon-stil. Rør ¼ kopp moset avokado, 2 ss hakket fersk gressløk, 1 ss fersk limejuice, 1 ss klippet persille, 1 ts klippet dill, ½ ts løkpulver og ¼ ts hvitløkspulver i eggeplommeblandingen. Pynt med finhakket gressløk.

*Tips: For å hardkoke egg, legg egg i et enkelt lag i en stor kjele. Dekk med kaldt vann med 1 tomme. Kok opp på høy varme. Fjern fra varme. Dekk til og la stå i 15 minutter; avløp. Kjør kaldt vann over egg; tømme igjen.

STEKT AUBERGINE OG ROMESCO-RULLER

FORBEREDELSE:45 minutter steking: 10 minutter steking: 15 minutter gjør: ca 24 rundstykker

ROMESCO ER TRADISJONELT EN SPANSK SAUSLAGET AV STEKT RØD PAPRIKA PURERT MED TOMATER, OLIVENOLJE, MANDLER OG HVITLØK. DENNE OPPSKRIFTEN GIR OMTRENT 2½ KOPPER SAUS. OPPBEVAR EVENTUELL SAUSRESTER I EN TETT LUKKET BEHOLDER I KJØLESKAPET I OPPTIL 1 UKE. BRUK PÅ STEKT ELLER GRILLET KJØTT, FJÆRFE, FISK ELLER GRØNNSAKER.

3 røde paprika, halvert, stilker fjernet og frøsådd

4 roma-tomater, uten kjerne

1 1-kilos aubergine, ender trimmet

½ kopp ekstra virgin olivenolje

1 ss middelhavskrydder (seoppskrift)

¼ kopp mandler, ristede (seTips)

3 ss stekt hvitløksvinaigrette (seoppskrift)

Ekstra virgin olivenolje

1. For romesco-sausen, forvarm broiler med ovnstativet plassert 4 til 5 tommer fra varmeelementet. Kle en bakeplate med rander med folie. Legg søt paprika, snittsidene ned og tomater på det tilberedte stekebrettet. Stek i ca 10 minutter eller til skinnet er svart. Fjern bakeplaten fra slaktekyllingen og pakk grønnsakene inn i folien; sette til side.

2. Senk ovnstemperaturen til 400°F. Bruk en mandolin eller skjæremaskin, skjær aubergine på langs i ¼-tommers skiver. (Du bør ha ca. 12 til 14 skiver.) Kle to bakeplater med folie; legg auberginеskiver i et enkelt lag på forberedte bakeplater. Pensle

begge sider av auberginesk ivene med olivenolje; dryss med middelhavskrydder. Stek i ca 15 minutter eller til de er møre, snu skivene en gang. Sett bakt aubergine til side for avkjøling.

3. Kombiner stekt paprika og tomater, mandler og stekt hvitløksvinaigrette i en foodprosessor. Dekk til og bearbeid til jevn, tilsett ekstra olivenolje etter behov for å lage en jevn saus.

4. Smør hver skive stekt aubergine med ca 1 ts romescosaus. Start fra den korte enden av stekte auberginesk iver, rull hver skive til en spiral og skjær i to på tvers. Fest hver rull med en tretannpirker.

VEGGIE-BIFF WRAPS

START TIL SLUTT:15 minutter gjør: 6 porsjoner (12 wraps)

DISSE KNASENDE RUNDSTYKKENE ER SPESIELT GODELAGET MED RESTER AV SAKTE STEKT INDREFILET AV OKSE (SEOPPSKRIFT). AVKJØLING AV KJØTTET FØR SKJÆRING HJELPER DET TIL Å KUTTE RENERE, SLIK AT DU KAN FÅ BIFFSKIVENE SÅ TYNNE SOM MULIG.

1 liten rød søt paprika, oppstilt, halvert og frøsådd

2 3-tommers biter engelsk agurk, halvert på langs og frø

2 3-tommers stykker gulrot, skrelt

½ kopp daikon reddikspirer

1 pund rester av roastbiff indrefilet eller annen rest av roastbiff, avkjølt

1 avokado, skrellet, frøsådd og kuttet i 12 skiver

Chimichurri-saus (seoppskrift)

1. Skjær rød paprika, agurk og gulrot i lange fyrstikkstore biter.

2. Skjær roastbiff i tynne skiver (du trenger 12 skiver). Om nødvendig, trim skiver for å lage omtrent 4×2-tommers stykker. For hver innpakning legger du 4 biffskiver i ett lag på en ren, tørr arbeidsflate. I midten av hvert stykke legger du en avokadoskive, et stykke rød paprika, et stykke agurk, et stykke gulrot og noen av spirene. Rull biff opp og over grønnsakene. Legg wraps på et fat, søm sidene ned (fest wraps med tannpirkere om nødvendig). Gjenta to ganger for å lage 12 wraps totalt. Server med Chimichurri-saus til dipping.

KAMSKJELL- OG AVOKADOENDIVEBITER

START TIL SLUTT:25 minutter gjør: 24 forretter

ENDIVBLADER GIR GODE ØSERFOR GAFFELFRI SPISING AV ALLE SLAGS FYLL. HER HAR DE EN SITRUSAKTIG AVOKADO-SØTPEPPER-SMAK TOPPET MED HURTIGSTEKT CAJUN-SKJELL. RESULTATET ER KREMET OG SPRØTT, KJØLIG OG VARMT.

1 pund ferske eller frosne kamskjell

1 til 2 ts Cajun-krydder (seoppskrift)

24 middels til store endivblader (fra 3 til 4 hoder endivie)*

1 moden avokado, skrellet, frøsådd og hakket

1 rød eller oransje paprika, finhakket

2 grønne løk, hakket

2 ss Bright Citrus Vinaigrette (seoppskrift) eller fersk limejuice

1 ss ekstra virgin olivenolje

1. Tin kamskjell, hvis frossen. Skyll kamskjell og tørk med tørkepapir. I en middels bolle kaster kamskjell med Cajun krydder; sette til side.

2. Anrett endiveblader på et stort fat. Rør forsiktig sammen avokado, søt pepper, grønn løk og Bright Citrus Vinaigrette i en middels bolle. Hell på endivblader.

3. Varm olivenolje i en stor stekepanne over middels høy varme.** Tilsett kamskjell; kok i 1 til 2 minutter eller til ugjennomsiktig, rør ofte. Hell kamskjell over avokadoblandingen på endivbladene. Server umiddelbart eller dekk til og avkjøl i opptil 2 timer. Gir 24 forretter.

*Merk: Behold de mindre bladene for å hakkes og slenges i en salat.

**Merk: Kamskjell har en delikat tekstur og kan lett feste seg ved matlaging. En godt krydret støpejernspanne har en nonstick-overflate som er et utmerket valg for denne jobben.

HERBED OYSTER MUSHROOM CHIPS MED SITRON AÏOLI

FORBEREDELSE:10 minutter baking: 30 minutter avkjøling: 5 minutter gir: 4 til 6 porsjoner

LAG DISSE OM VÅREN OG HØSTEN,NÅR ØSTERSSOPP ER RIKELIG. I TILLEGG TIL Å VÆRE SVÆRT VELSMAKENDE NÅR DEN STEKES MED OLIVENOLJE OG FRISKE URTER, ER ØSTERSSOPP EN GOD KILDE TIL PROTEIN - OPPTIL 30 % PROTEIN I TØRRVEKT - OG INNEHOLDER EN FORBINDELSE SOM HETER LOVASTATIN, SOM KAN BIDRA TIL Å SENKE KOLESTEROLNIVÅET I BLODET.

1 pund østerssopp, oppstammet

2 ss ekstra virgin olivenolje

3 ss kuttet fersk rosmarin, timian, salvie og/eller oregano

½ kopp Paleo Aïoli (Hvitløksmayo) (seoppskrift)

½ ts finrevet sitronskall

1 ss fersk sitronsaft

1. Forvarm ovnen til 400°F. Plasser en metallstativ på en stor stekeplate; sette til side. Kombiner sopp, olivenolje og friske urter i en stor bolle. Kast for å dekke sopp jevnt. Fordel sopp i ett lag på rist i bakepapir.

2. Stek i 30 til 35 minutter eller til soppen er brunet, sydende og litt sprø. Avkjøl i 5 til 10 minutter før servering (soppen blir sprø når den avkjøles).

3. For sitron-aïoli, kombinere Paleo Aïoli, sitronskall og sitronsaft i en liten bolle. Server med soppchips.

ROTGRØNNSAKSCHIPS

START TIL SLUTT: 30 MINUTTER

DISSE CRUNCHY CHIPSENE ER HVER ENESTE BITLIKE DEILIGE SOM DE DU KJØPER I POSEN – UTEN Å BLI STEKT I EN POTENSIELT USUNN OLJE (SOM RAPS ELLER SAFLOR) OG KRYDRET MED SALT. START MED VELDIG TYNNE SKIVER FOR Å FÅ DEM SÅ SPRØ SOM MULIG.

Søtpotet, rødbeter, pastinakk, gulrot, nepe, pastinakk eller rutabaga, skrubbet og skrelt

Ekstra virgin olivenolje

Valgfri krydderblanding (seoppskrifter)

1. Bruk en mandolin eller en skarp kokkekniv, skjær grønnsaken(e) i tynne skiver i 1/16 til 1/32-tommers skiver. Overfør skivene til en bolle med isvann mens du jobber med å fjerne stivelse fra overflaten av skivene.

2. Bruk en salatsnurr og spinn skivene tørre (eller tørk mellom tørkepapir eller rene bomullshåndklær). Kle en mikrobølgeovnsikker tallerken med et papirhåndkle. Arranger så mange grønnsaksskiver du kan uten å berøre tallerkenen. Pensle med olivenolje og dryss lett med krydder.

3. Mikrobølgeovn på høy i 3 minutter. Snu skivene og stek i mikrobølgeovnen på middels i 2 til 3 minutter, og fjern alle skiver som begynner å brune raskt. Fortsett å steke på medium i intervaller på 1 minutt til chipsene er sprø og lett brunet, pass på at krydderne ikke brenner seg. La kokte chips avkjøles på tallerkenen til de er helt sprø, og overfør deretter til en serveringsbolle. Gjenta med de resterende grønnsaksskivene.

SESAMFLEKKEDE SENNEPSGRØNNE CHIPS

FORBEREDELSE:10 minutter baking: 20 minutter gjør: 4 til 6 porsjoner

DISSE LIGNER PÅ SPRØ GRØNNKÅLCHIPSMEN MER DELIKAT. FOR Å HOLDE DEM SPRØ, OPPBEVAR DEM I EN NEDRULLET PAPIRPOSE OG IKKE EN TETT FORSEGLET BEHOLDER - NOE SOM VIL FÅ DEM TIL Å VISNE.

1 haug sennepsgrønt, stilker og ribber fjernet*

2 ss ekstra virgin olivenolje

2 ts hvite sesamfrø

1 ts svarte sesamfrø

1. Forvarm ovnen til 300°F. Kle to 15×10×1-tommers stekeplater med bakepapir.

2. Riv sennepsgrønt i passe store biter. Kombiner greener og olivenolje i en stor bolle. Kast til belegg, gni forsiktig oljen over overflaten av bladene. Dryss over sesamfrø; sleng lett for å belegge.

3. Ordne sennepsblader i et enkelt lag på de tilberedte stekebrettene. Stek i ca 20 minutter eller til de er mørkere og sprø, snu en gang. Server umiddelbart eller oppbevar avkjølte chips i en papirpose i opptil 3 dager.

*Merk: Stilkene og ribbeina kan brukes til å lage de asiatiske kjøttbollene med stjerneanis-dyppesaus (seoppskrift).

KRYDRET STEKT PEPITAS

FORBEREDELSE:5 minutter baking: 20 minutter gjør: 2 kopper

DISSE ER BARE TING Å KNASKE PÅNÅR DU ER SULTEN OG MIDT I Å LAGE MIDDAG. PEPITAS ER AVSKALLEDE GRESSKARFRØ, MEN DU KAN ERSTATTE EN NØTT SOM MANDLER ELLER PEKANNØTTER HVIS DU FORETREKKER DET.

1 eggehvite

2 ts fersk limejuice

1 ts malt spisskummen

½ ts chilipulver uten tilsatt salt

½ ts røkt paprika

½ ts sort pepper

¼ ts kajennepepper

¼ teskje malt kanel

2 kopper rå pepitas (skallede gresskarfrø)

1. Forvarm ovnen til 350°F. Kle en stekeplate med bakepapir; sette til side.

2. I en middels bolle visp eggehviten til den er skummende. Tilsett limejuice, spisskummen, chilipulver, paprika, sort pepper, kajennepepper og kanel. Visp til det er godt blandet. Tilsett pepitas. Rør til alle pepitas er godt belagt. Fordel pepitas jevnt på tilberedt bakeplate.

3. Stek i ca. 20 minutter eller til de er gyldenbrune og sprø, rør ofte. Mens pepitas fortsatt er varme, skiller du eventuelle klumper.

4. Avkjøl helt. Oppbevares i en lufttett beholder ved romtemperatur i opptil 1 uke.

URTE-CHIPOTLE NØTTER

FORBEREDELSE:10 minutter baking: 12 minutter gjør: 4 til 6 porsjoner (2 kopper)

CHIPOTLE CHILI ER TØRKET, RØKT JALAPEÑOS.SELV OM DE HAR BLITT VELDIG POPULÆRE KOMMERSIELT HERMETISERT I ADOBO-SAUS - SOM INNEHOLDER SUKKER, SALT OG SOYAOLJE - I SIN RENESTE FORM, ER DET INGEN ANDRE INGREDIENSER ENN SELVE CHILIEN. DE GIR FANTASTISK, RYKENDE VARM SMAK TIL MAT.

1 eggehvite

2 ss ekstra virgin olivenolje

2 ts oppkuttet fersk timian

1 ts oppkuttet fersk rosmarin

1 ts malt chipotle chilipepper

1 ts finrevet appelsinskall

2 kopper usaltede hele nøtter (mandler, pekannøtter, valnøtter og/eller cashewnøtter)

1. Forvarm ovnen til 350°F. Kle en 15×10×1-tommers bakeplate med folie; sett pannen til side.

2. I en middels bolle visp eggehviten til den er skummende. Tilsett olivenolje, timian, rosmarin, malt chipotlepepper og appelsinskall. Visp til det er blandet. Tilsett nøtter og rør for å dekke. Fordel nøtter i et enkelt lag i den forberedte stekepannen.

3. Stek i 20 minutter eller til nøttene er gyldenbrune og sprø, rør ofte. Mens du fortsatt er varm, skiller du eventuelle klumper. Avkjøl helt.

4. Oppbevares i en lufttett beholder i romtemperatur i opptil 1 uke.

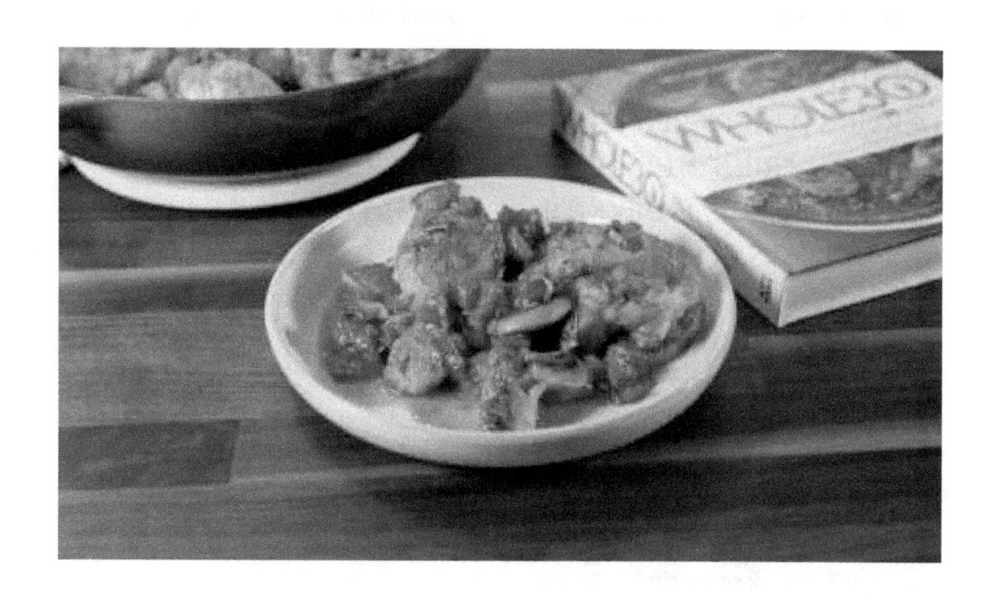

STEKT RØD PEPPER "HUMMUS" MED GRØNNSAKER

FORBEREDELSE:20 minutter stek: 20 minutter stå: 15 minutter gjør: 4 porsjoner

HVIS DU VIL, KAN DU LAGEDENNE VELSMAKENDE DIPPEN OPPTIL 3 DAGER FREM I TID. FORBERED DEN SOM ANVIST GJENNOM TRINN 2, OG OVERFØR DEN DERETTER TIL EN SERVERINGSBOLLE. DEKK TIL OG AVKJØL I OPPTIL 2 DAGER. RØR INN PERSILLEN RETT FØR SERVERING.

1 middels rød søt paprika, frøet og delt i kvarte

3 fedd hvitløk, skrelt

¼ teskje ekstra virgin olivenolje

½ kopp skivede mandler

3 ss pinjekjerner

2 ss pinjenøttsmør (seoppskrift)

1 ts finrevet sitronskall

2 til 3 ss fersk sitronsaft

¼ kopp kuttet fersk persille

Friske grønnsaksstaver (gulrøtter, paprika, agurk, selleri og/eller zucchini)

1. Forvarm ovnen til 425°F. Kle en liten stekepanne med folie; legg pepperkvarter, kuttede sider ned, på folien. Legg hvitløksfedd på et lite stykke folie; drypp med olivenolje. Pakk folie rundt hvitløksfeddene. Legg en pakke hvitløk i pannen med pepperkvartene. Stek pepper og hvitløk i 20 til 25 minutter eller til paprikaen er forkullet og veldig mør. Sett hvitløkspakken på en rist til avkjøling. Ta folien opp rundt pepperkvartene og brett kantene sammen for å omslutte. La stå i ca 15 minutter eller til det er kjølig nok til å håndtere. Bruk en skarp kniv for å løsne kantene på pepperskinnene; Trekk forsiktig av skinnene i strimler og kast.

2. Rist pinjekjerner over middels varme i 3 til 5 minutter i en liten panne i mellomtiden eller til de er lett ristet. Avkjøl litt.

3. Overfør ristede nøtter til en foodprosessor. Dekk til og bearbeid til det er finhakket. Tilsett pepperkvarter, hvitløksfedd, pinjenøttsmør, sitronskall og sitronsaft. Dekk til og bearbeid til det er veldig glatt, stopp med å skrape sidene av bollen av og til.

4. Overfør nøtteblandingen til en serveringsbolle; rør inn persille. Server med friske grønnsaker til dipping.

IS INGEFÆR-HIBISKUSTE

FORBEREDELSE:10 minutter stand: 20 minutter gir: 6 (8-unse) porsjoner

TØRKEDE HIBISKUSBLOMSTER GJØR EN VELDIG FORFRISKENDE,TE MED SYRLIG SMAK SOM ER POPULÆR I MEXICO OG ANDRE DELER AV VERDEN. Å TREKKE MED INGEFÆR GIR DET LITT PIFT. STUDIER HAR ANTYDET AT HIBISKUS ER GUNSTIG FOR Å OPPRETTHOLDE SUNT BLODTRYKK OG KOLESTEROL - OG DET ER VELDIG HØYT I VITAMIN C.

6 kopper kaldt vann

1 kopp ukuttede, tørkede hibiskusblomster (flor de jamaica)

2 ss grovrevet, skrelt fersk ingefær

Isbiter

Appelsin og limeskiver

1. Kok opp 2 kopper av vannet. Kombiner hibiskusblomster og ingefær i en stor beholder. Hell kokende vann over hibiskusblandingen; dekk til og la stå i 20 minutter.

2. Sil blandingen gjennom en finmasket sil over i en stor mugge. Kast faste stoffer. Tilsett de resterende 4 koppene kaldt vann; Bland godt.

3. Server te i høye glass over is. Pynt med appelsin- og limeskiver.

JORDBÆR-MELON-MYNTE AGUA FRESCA

START TIL SLUTT:20 minutter gjør: ca 8 porsjoner (10 kopper)

AGUA FRESCA BETYR "FERSKVANN"PÅ SPANSK, OG HVIS DU KAN FORBEDRE VANN FOR FORFRISKNING, ER DETTE DET. DE FLESTE AGUA FRESCAS INNEHOLDER TILSATT SUKKER SAMMEN MED FRUKT, MEN DISSE ER KUN AVHENGIGE AV DET NATURLIGE SUKKERET I FRUKTENE. PÅ EN VARM DAG SMAKER INGENTING BEDRE – OG DE LAGER EN GOD ALKOHOLFRI FESTDRINK.

2 pund friske jordbær, skrellet og halvert

3 kopper honningmelon i terninger

6 kopper kaldt vann

1 kopp friske mynteblader, revet

Saft av 2 lime, pluss skiver til servering

Isbiter

Myntekvister

Limekiler

1. Kombiner jordbær, melon og 2 kopper av vannet i en blender. Dekk til og bland til jevn. Sil blandingen gjennom en finmasket sil over i en mugge eller stor glasskrukke. Kast faste stoffer.

2. Kombiner 1 kopp mynteblader, limejuice og 1 kopp vann i blenderen. Sil blandingen gjennom den finmaskede silen inn i jordbær-melonblandingen.

3. Rør inn 3 kopper vann. Server umiddelbart eller avkjøl til du skal servere. Server i høye glass over is. Pynt med myntekvister og limebåter.

VANNMELON OG BLÅBÆR AGUA FRESCA

FORBEREDELSE:20 minutter avkjøling: 2 til 24 timer gjør: 6 porsjoner

FRUKTPURÉEN TIL DENNE DRINKENKAN KJØLES MELLOM 2 OG 24 TIMER. DEN ER LITT ANNERLEDES ENN NOEN AGUA FRESCAS VED AT DEN HAR KULLSYREHOLDIG VANN BLANDET MED FRUKTEN FOR EN SPRUDLENDE DRINK. PASS PÅ AT DU KJØPER NATURLIG KULLSYREHOLDIG MINERALVANN - IKKE "SPRUDLENDE" VANN ELLER BRUSVANN, SOM ER HØY I NATRIUM.

6 kopper vannmelon med frø i terninger

1 kopp friske blåbær

¼ kopp løst pakket ferske mynteblader

¼ kopp fersk limejuice

12 gram naturlig kullsyreholdig mineralvann, avkjølt

Isbiter

Mynteblader

Limeskiver

1. Kombiner vannmelonterningene, blåbærene, ¼ kopp mynte og limejuice i en blender eller foodprosessor, og kjør i partier om nødvendig. Puré til glatt. Avkjøl purert frukt i 2 til 24 timer.

2. For å servere, rør avkjølt kullsyreholdig vann inn i purert fruktblanding. Hell i høye glass over is. Pynt med ekstra mynteblader og limeskiver.

AGURK AGUA FRESCA

FORBEREDELSE:15 minutter chill: 1 time gjør: 6 porsjoner

FERSK BASILIKUM HAR EN LAKRISSMAKSOM PASSER FANTASTISK MED FRUKT AV ALLE SLAG - SPESIELT JORDBÆR, FERSKEN, APRIKOS OG CANTALOUPE.

1 stor frøfri (engelsk) agurk, skrellet og skåret i skiver (ca. 2 kopper)

1 kopp bringebær

2 modne aprikoser, uthulet og delt i kvarte

¼ kopp fersk limejuice

1 ss oppkuttet fersk basilikum

½ ts oppkuttet fersk timian

2 til 3 kopper vann

Isbiter

1. Kombiner agurk, bringebær, aprikoser, limejuice, basilikum og timian i en blender eller foodprosessor. Tilsett 2 kopper vann. Dekk til og bland eller bearbeid til den er jevn. Tilsett mer vann, hvis du vil, til ønsket konsistens.

2. Avkjøl i minst 1 time eller opptil 1 uke. Server i høye glass over is.

KOKOSNØTT CHAI

START TIL SLUTT:25 minutter gjør: 5 til 6 porsjoner (ca. 5½ kopper)

DENNE CHAIEN INNEHOLDER INGEN TE—BARE GODT KRYDRET KOKOSMELK OG EN SKVETT FERSK APPELSINJUICE. FOR EN SKUMMENDE TOPPING KAN EKSTRA KOKOSMELK PISKES OG SKJE PÅ TOPPEN AV HVER PORSJON.

12 hele kardemommebelger
10 hele stjerneanis
10 hele nellik
2 ts sorte pepperkorn
1 ts hel tørket allehånde
4 kopper vann
3 2½-tommers kanelstenger
2 2-tommers lange og 1-tommers brede strimler appelsinskall
1 3-tommers stykke fersk ingefær, kuttet i tynne runder
½ ts malt muskatnøtt
1 15-unse boks hel kokosmelk
½ kopp fersk appelsinjuice
2 ts ren vaniljeekstrakt

1. Kombiner kardemommebelger, stjerneanis, nellik, pepperkorn og allehånde i en elektrisk krydderkvern. Puls til svært grovmalt. (Eller i en stor gjenlukkbar plastpose kombinerer du kardemommebelgene, stjerneanis, nellik, pepperkorn og allehånde. Bruk en kjøttklubbe eller bunnen av en kraftig stekepanne til å grovknuse krydderne.) Overfør krydder til en middels gryte.

2. Rist de knuste krydderne lett i kasserollen på middels lav varme i ca. 2 minutter eller til dufter, rør ofte. Ikke brenn. Tilsett vann,

kanelstenger, appelsinskall, ingefær og muskatnøtt. Kok opp; redusere varmen. La småkoke uten lokk i 15 minutter.

3. Rør inn kokosmelk, appelsinjuice og vaniljeekstrakt. Kok til den er gjennomvarme. Sil gjennom en finmasket sil og server umiddelbart.

LANGSOMT STEKT INDREFILET AV OKSE

FORBEREDELSE:10 minutter stand: 50 minutter steking: 1 time 45 minutter gjør: 8 til 10 porsjoner

---

DETTE ER EN STEK FOR SPESIELLE ANLEDNINGER,FOR Å VÆRE SIKKER. Å LA DEN STÅ I ROMTEMPERATUR OPPNÅR TO TING – DET LAR KRYDDERET FÅ SMAK TIL KJØTTET FØR STEKING OG FORKORTER OGSÅ STEKETIDEN SLIK AT STEKEN HOLDER SEG SÅ MØR OG SAFTIG SOM MULIG. KJØTT AV DENNE KVALITETEN BØR IKKE SPISES MER ENN MIDDELS SJELDEN. BRUK RESTER I VEGGIE-BIFF WRAPS (SEOPPSKRIFT).

1 3½ til 4 pund senterkuttet indrefilet av okse, trimmet og bundet med 100 % bomullssnøre

Ekstra virgin olivenolje

½ kopp middelhavskrydder (seoppskrift)

½ ts sort pepper

Trøffelinfundert olivenolje (valgfritt)

1. Gni inn alle sider av indrefileten med olivenolje og strøk med middelhavskrydder og pepper. La stå i romtemperatur i 30 til 60 minutter.

2. Forvarm ovnen til 450°F med rist i nedre tredjedel av ovnen. Kle en bakeplate med riller med folie; legg en rist på stekeplaten.

3. Legg kjøtt på rist på bakepapir. Stek i 15 minutter. Senk ovnen til 250°F. Stek i 1¾ til 2½ timer mer eller til den indre temperaturen når 135°F for medium rare. Fjern fra ovnen; telt med folie. La kjøttet stå i 20 til 30 minutter. Fjern strengen. Skjær kjøttet i 1/2-tommers skiver. Hvis ønskelig, drypp kjøttet lett med trøffelolje.

SJELDEN BIFFSALAT I VIETNAMESISK STIL

FORBEREDELSE:40 minutter frysing: 45 minutter chill: 15 minutter stå: 5 minutter gjør: 4 porsjoner

SELV OM KOKEPROSESSENFOR KJØTTET STARTER I DEN KOKENDE ANANASJUICEN, SLUTTER DET I BLANDINGEN AV LIME OG KALD ANANASJUICE. SYREN I DISSE JUICENE FORTSETTER Å "KOKE" KJØTTET UTEN VARME - FOR MYE AV DETTE KAN ØDELEGGE SMAK OG MØRHET.

STORFEKJØTT

1 pund indrefilet av storfe

4½ kopper 100 % ananasjuice

1 kopp fersk limejuice

¼ av en rødløk, veldig tynne skiver

¼ av en hvit løk, veldig tynne skiver

½ kopp skåret løkløk i tynne skiver

½ kopp grovhakket fersk koriander

½ kopp grovhakket fersk mynte

½ kopp grovhakket fersk thaibasilikum (seMerk)

Macadamiadressing (se oppskrift til høyre)

SALAT

8 isbergsalatblader

2 ss hakkede cashewnøtter, ristede (seTips)

1 thailandsk fugl chili, veldig tynne skiver (seTips) (valgfritt)

1 ss sesamfrø

Svart pepper

Friske korianderkvister (valgfritt)

Limeskiver (valgfritt)

1. Frys biff ca 45 minutter eller til delvis frossen. Skjær kjøttet i papirtynne skiver med en veldig skarp kniv. Varm 4 kopper ananasjuice i en stor kjele til kokende. Reduser varmen for å holde saften kokende. Blancher oksekjøttet i små porsjoner i kokende juice i bare noen sekunder (kjøttet skal være ganske sjeldent). Rist av overflødig væske og legg kjøttet i en middels bolle. Avkjøl kjøttet i kjøleskapet i 15 til 20 minutter for å avkjøles litt.

2. Tilsett 1 kopp limejuice og den resterende ½ koppen ananasjuice til kjøttet i bollen. La biffen "koke" i juice ved romtemperatur i 5 til 10 minutter eller til ønsket ferdighet. Tøm og klem ut overflødig væske fra kjøttet og ha over i en stor bolle. Tilsett rødløk, hvitløk, løk, koriander, mynte og basilikum; kast for å kombinere. Hell Macadamiadressing over biffblandingen; kaste til belegg.

3. For å sette sammen salater, kle hver serveringsplate med 2 salatblader. Fordel biffblandingen mellom salatforede tallerkener. Dryss over cashewnøtter, Thai chile (hvis ønskelig), sesamfrø og sort pepper etter smak. Om ønskelig, pynt med korianderkvister og server med limebåter.

Macadamiadressing: I en liten krukke med tettsittende lokk kombineres ¼ kopp macadamiaolje, 1 ss fersk limejuice, 1 ss ananasjuice og ¼ til ½ ts knust rød pepper. Dekk til og rist godt.

MEKSIKANSK BRAISERT BRISKET MED MANGO, JICAMA, CHILE OG STEKT GRESSKARFRØSALAT

FORBEREDELSE:20 minutter mariner: kok over natten: 3 timer stå: 15 minutter gjør: 6 porsjoner

MARINER BRYSTET OVER NATTENI BLANDINGEN AV TOMATER, CHIPOTLE CHILE OG MEKSIKANSK KRYDDER GIR DEN EN UTROLIG SMAK OG ØMHET SOM FALLER FRA HVERANDRE. SØRG FOR Å MARINERE DEN I EN IKKE-REAKTIV GRYTE, FOR EKSEMPEL RUSTFRITT STÅL ELLER EMALJERT STØPEJERN. ALUMINIUM REAGERER MED SURE INGREDIENSER SOM TOMAT OG KAN SKAPE DÅRLIGE SMAKER – OG DET ER OGSÅ EN DÅRLIG IDÉ AV HELSEMESSIGE ÅRSAKER (SE"ELIMINERE ALUMINIUM").

BRYST

1 3-kilos oksebryst

2 kopper oksebeinbuljong (seoppskrift) eller oksebuljong uten salt

1 15-unse boks uten salt-tilsatt knuste tomater

1 kopp vann

1 tørket chipotle eller ancho chilipepper, oppskåret

2 ts meksikansk krydder (seoppskrift)

SALAT

1 moden mango, skrellet og uthulet

1 jicama, skrellet og kuttet i julienne strimler

3 ss grønne gresskarkjerner, ristet*

½ av en jalapeño, frøet og finhakket (seTips)

1 til 2 ss oppskåret fersk koriander

3 ss fersk limejuice

1 ss ekstra virgin olivenolje

Limekiler

1. Trim overflødig fett fra brystet. Sett i en nederlandsk ovn i rustfritt stål eller emalje. Tilsett Beef Bone Broth, udrenerte tomater, vannet, chipotle pepper og meksikansk krydder. Dekk til og avkjøl over natten.

2. Sett nederlandsk ovn over høy varme; kok opp. Reduser varmen og la det småkoke under lokk i 3 til 3½ time eller til de er møre. Fjern fra ovnen, avdekk og la stå i 15 minutter.

3. I mellomtiden, for salaten, kutt skrellet mango i ¼-tommers tykke skiver. Skjær hver skive i 3 strimler. Kombiner mango, jicama, gresskarfrø, jalapeño og koriander i en middels bolle. I en liten bolle rør sammen limejuice og olivenolje; legg til salaten og bland; sette til side.

4. Overfør kjøtt til et skjærebrett; skjær kjøttet på tvers av kornet. Hvis ønskelig, drypp kjøttet med litt av kokesaften. Server kjøtt til salaten. Pynt med limebåter.

*Tips: For å riste frø og finhakkede nøtter, strø dem i en liten tørr panne og varm opp på middels varme til de er gylne. Rør ofte så de ikke brenner seg.

ROMAINE WRAPS MED STRIMLET OKSEBRYST OG FRISK RØD CHILE HARISSA

FORBEREDELSE:20 minutter stek: 4 timer stå: 15 minutter gjør: 6 til 8 porsjoner

HARISSA ER EN BRENNENDE VARM SAUSFRA TUNISIA SOM BRUKES SOM KRYDDER TIL STEKT KJØTT OG FISK OG I GRYTERETTER SOM SMAKSTILSETNING. HVER KOKK HAR SIN EGEN VERSJON AV DEN, MEN – I TILLEGG TIL CHILI – INNEHOLDER DEN NESTEN ALLTID KARVE, SPISSKUMMEN, HVITLØK, KORIANDER OG OLIVENOLJE.

BRYST

1 3- til 3 ½-kilos oksebryst

2 ts malt ancho chilipepper

1 ts hvitløkspulver

1 ts løkpulver

1 ts malt spisskummen

¼ kopp ekstra virgin olivenolje

1 kopp oksebeinbuljong (seoppskrift) eller oksebuljong uten salt

HARISSA

1 ts korianderfrø

1 ts karvefrø

½ ts spisskummen frø

8 til 10 røde Fresno-chilipepper, røde Anaheim-chilipepper eller røde jalapenos, stammet, frøet (om ønskelig) og hakket (seTips)

3 fedd hvitløk, finhakket

Romainesalatblader

1. Forvarm ovnen til 300°F. Trim eventuelt overflødig fett fra brystet. Kombiner malt ancho chilipepper, hvitløkspulver,

løkpulver og spisskummen i en liten bolle. Dryss krydderblanding over kjøtt; gni inn i kjøtt.

2. Varm opp 1 ss olivenolje over middels høy varme i en nederlandsk ovn på 5 til 6 liter. Brun brystet på begge sider i den varme oljen; fjern den nederlandske ovnen fra varmen. Tilsett Beef Bone-buljongen. Dekk til og stek i 4 til 4½ time eller til kjøttet er mørt.

3. I mellomtiden, for harissa, kombinerer du korianderfrø, karvefrø og spisskummen i en liten panne. Sett pannen over middels varme. Rist frøene i ca. 5 minutter eller til dufter, rist pannen ofte; la avkjøles. Bruk en krydderkvern eller morter og stamper til å male de ristede frøene. Kombiner den malte frøblandingen, fersk chili, hvitløk og de resterende 3 ss olivenolje i en foodprosessor. Bearbeid til glatt. Overfør til en bolle; dekk til og avkjøl i minst 1 time.

4. Fjern den nederlandske ovnen fra ovnen. La stå i 15 minutter. Overfør kjøtt til et skjærebrett; skjær kjøtt på tvers av kornet. Legg på et serveringsfat og drypp med litt av kokevæsken. For å servere, fyll romaineblader med skiver bryst; topp med harissa.

HERB-CRUSTED ROAST EYE OF ROUND MED MOSTE ROTGRØNNSAKER OG PANNESAUS

FORBEREDELSE:25 minutter steking: 25 minutter steking: 40 minutter stå: 10 minutter gjør: 6 porsjoner

PASS PÅ Å LAGRE ALTKOKEVANNET NÅR DU TØMMER GRØNNSAKENE. DET RESERVERTE VANNET BRUKES BÅDE I DE MOSTE ROTGRØNNSAKENE OG I SAUSEN TIL KJØTTET.

STEK

½ kopp tettpakkede ferske bladpersille

¼ kopp klippet fersk timian

1 ss knust sort pepper

2 ts finstrimlet sitronskall

4 fedd hvitløk, skrelt

4 ss ekstra virgin olivenolje

1 3-kilos øye av rund stek

2 ss Dijon-stil sennep (seoppskrift)

PANSAUS

1 kopp hakket løk

1 kopp oppskåret knappsopp

1 laurbærblad

¼ kopp tørr rødvin

1 kopp oksebeinbuljong (seoppskrift) eller oksebuljong uten salt

1 ss ekstra virgin olivenolje

2 ts sherry eller balsamicoeddik

1 oppskrift Mosede rotgrønnsaker (seoppskrift, nedenfor)

1. Plasser ovnsristen i nedre tredjedel av ovnen. Forvarm ovnen til 400°F. Kombiner persille, timian, pepper, sitronskall, hvitløksfedd

og 2 ss olivenolje i en foodprosessor. Puls til hvitløken er grovhakket. Sett hvitløksblandingen til side.

2. Varm de resterende 2 ss olivenolje over middels høy varme i en middels langpanne eller ekstra stor ovnsfast sautépanne. Tilsett steken og stek til den er brun på alle sider, ca 4 minutter per side. Fjern steken fra pannen; fjern pannen fra brenneren. Fordel sennep i Dijon-stil over steken. Dryss hvitløksblanding på steken, press for å feste seg. Legg steken tilbake i pannen. Stek uten lokk i 40 til 45 minutter eller til et kjøtttermometer satt inn i midten av steken registrerer 130°F til 135°F. Overfør kjøttet til et skjærebrett; løst telt med folie. La stå i 10 minutter før du skjærer i skiver.

3. I mellomtiden, for saus, plasser steke- eller sautépannen på koketoppen. Varm opp over middels høy varme. Tilsett løk, sopp og laurbærblad; kok og rør rundt 5 minutter eller til løken er gjennomsiktig. Rør inn vin; la det småkoke i ca. 2 minutter eller til vinen nesten er fordampet, og skrap opp eventuelle brunede biter fra bunnen av pannen. Tilsett 1 kopp av det reserverte grønnsaksvannet og Beef Bone-buljong. Kok opp; redusere varmen. La det småkoke uten lokk til sausen reduseres til ca. 1 kopp, ca. 4 minutter, rør av og til.

4. Sil sausen gjennom en finmasket sil over i et stort målebeger; kaste faste stoffer. Visp olivenolje og eddik inn i sausen. Server roastbiff med mosede rotgrønnsaker; drypp med saus.

Mos rotgrønnsaker: Kombiner 3 mellomstore gulrøtter i en stor kjele, skrellet og kuttet i store biter; 3 mellomstore pastinakk, skrelt og kuttet i store biter; 2 mellomstore kålrot, skrelt og kuttet i store biter; 1 stor søtpotet, skrelt og kuttet i store biter; og 2 kvister fersk rosmarin. Tilsett nok vann til å dekke grønnsakene.

Kok opp; redusere varmen. La småkoke, dekket, i 15 til 20 minutter eller til grønnsakene er veldig møre. Tøm grønnsakene, ta vare på kokevannet. Kast rosmarin. Ha grønnsakene tilbake i pannen. Mos med en potetstapper eller elektrisk mikser, ringle i litt av det reserverte kokevannet til ønsket konsistens (reserver gjenværende grønnsaksvann til pannesaus). Smak til med cayenne. Dekk til og hold varmt til servering.

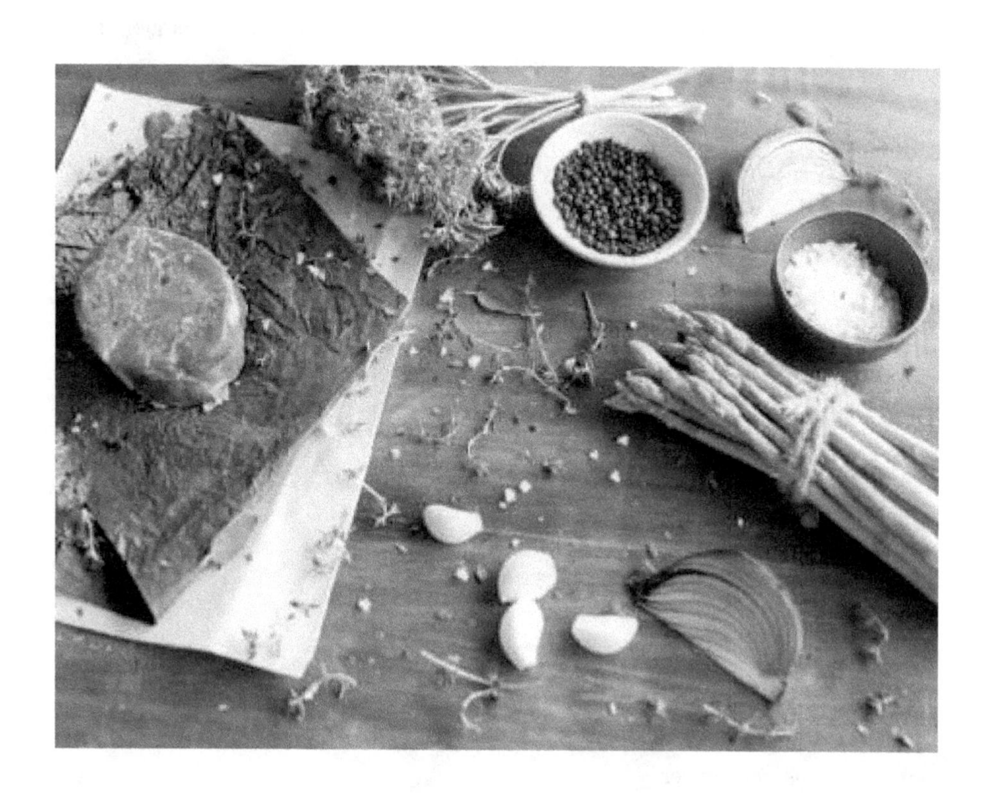

BIFF-GRØNNSAKSUPPE MED STEKT RØD PEPPERPESTO

FORBEREDELSE:40 minutter koking: 1 time 25 minutter stå: 20 minutter gjør: 8 porsjoner

RØKT PAPRIKA - OGSÅ KALT PIMENTON— ER EN SPANSK PAPRIKA LAGET VED Å TØRKE PAPRIKA OVER EN RØYKFYLT EIKEVEDILD, SOM GIR EN UTROLIG SMAK. DEN KOMMER I TRE VARIANTER - SØT OG MILD (DULCE), MIDDELS VARM (AGRIDULCE) OG VARM (PICANTE). VELG BASERT PÅ DIN SMAK.

1 ss ekstra virgin olivenolje

2 pund beinfri biff chuck stek, trimmet for overflødig fett og kuttet i 1-tommers terninger

1 kopp hakket løk

1 kopp gulrøtter i skiver

1 kopp oppskåret selleri

1 kopp oppskåret pastinakk

1 kopp fersk sopp i skiver

½ kopp nepe i terninger

½ ts røkt paprika

½ ts tørket rosmarin, knust

½ ts knust rød pepper

½ kopp tørr rødvin

8 kopper oksebeinbuljong (seoppskrift) eller oksebuljong uten salt

2 kopper friske tomater i terninger

1 laurbærblad

1 kopp skrelt søtpotet eller butternut squash i terninger

2 kopper strimlede grønnkålblader eller grønnkål

¾ kopp squash i terninger eller gul sommersquash

¾ kopp hakket asparges

¾ kopp veldig små blomkålbuketter

Pesto med rød pepper (seoppskrift, nedenfor)

1. Varm opp olivenolje over middels høy varme i en 6- til 8-liters nederlandsk ovn. Legg halvparten av biff til varm olje i panne; stek i 5 til 6 minutter eller til de er godt brune på alle sider. Fjern biff fra pannen. Gjenta med gjenværende biff. Juster varmen etter behov for å forhindre at de brunede bitene på bunnen av gryten svir seg.

2. Tilsett løk, gulrøtter, selleri, pastinakk, sopp og kålrot i den nederlandske ovnen. Reduser varmen til middels. Kok og rør i 7 til 8 minutter eller til grønnsakene er sprø-møre, og skrap opp eventuelle brunede biter med en tresleiv. Tilsett paprika, rosmarin og knust rød pepper; kok og rør i 1 minutt. Rør inn vinen; småkoke til nesten fordampet. Tilsett Beef Bone-buljongen, tomater, laurbærblad og brunet biff og oppsamlet juice. Kok opp; redusere varmen. La det småkoke under lokk i ca 1 time eller til biff og grønnsaker er møre. Rør inn søtpotet og grønnkål; småkoke i 20 minutter. Tilsett zucchini, asparges og blomkål; kok ca 5 minutter eller bare til den er sprø. Fjern og kast laurbærblad.

3. For å servere, øs suppen i serveringsboller og topp med litt rød pepperpesto.

Pesto med rød pepper: Forvarm slaktekylling med ovnstativ plassert i den øvre tredjedelen av ovnen. Legg 3 røde paprika på en bakeplate med folie. Gni overflatene av paprika med 1 ss ekstra virgin olivenolje. Stek paprika i 10 til 15 minutter eller til huden blir mørkere og blemmer og paprika mykner, snu halvveis under steking. Overfør paprika til en stor bolle. Dekk bollen med plastfolie. La stå i ca 20 minutter eller til det er avkjølt. Fjern frø, stilker og skall fra paprikaen og kast. Skjær paprika i biter. Puls ½ kopp friske persilleblader, ¼ kopp skivede mandler og 3 fedd hvitløk i en foodprosessor til de er finhakket. Tilsett stekt paprika,

2 ss extra virgin olivenolje, 1 ss finrevet appelsinskall, 2 ts balsamico- eller sherryeddik og paprika og cayenne etter smak. Puls til den er finhakket, men ikke rennende. Om nødvendig, tilsett ytterligere 1 ss olivenolje for å oppnå ønsket konsistens. Overfør til en lufttett beholder. Dekk til og avkjøl til du skal servere.

LANGSOMT TILBEREDT SØT OG VELSMAKENDE OKSEGRYTE

FORBEREDELSE:25 minutter koking: 6 minutter stå: 10 minutter langsom koking: 9 timer (lav) eller 4½ time (høy) + 15 minutter (høy) gir: 4 porsjoner

SØDMEN I DENNE SOLIDE LAPSKAUSENKOMMER FRA EN LITEN MENGDE TØRKEDE APRIKOSER OG TØRKEDE KIRSEBÆR. SE ETTER USULFURED, USØTET TØRKET FRUKT PÅ ETHVERT MARKED SOM BÆRER HELE MATVARER.

1½ pounds benfri oksearmstek eller benfri biffchuckstek

2 ss raffinert kokosolje

1 kopp kokende vann

½ kopp tørket shiitake-sopp

1 kopp fersk skrellet eller frossen perleløk, halvert hvis den er stor

3 mellomstore pastinakk, halvert på langs og kuttet på tvers i 2-tommers biter

3 mellomstore gulrøtter, halvert på langs og kuttet på tvers i 2-tommers biter

6 fedd hvitløk, i tynne skiver

1 laurbærblad

1 ts tørket salvie eller timian eller 1 ss oppskåret frisk salvie eller timian

2½ kopper oksebeinbuljong (seoppskrift) eller oksebuljong uten salt

4 kopper grovhakket, trimmet fersk mangold eller grønnkål

½ kopp tørr rødvin

2 ss hakkede usvovelede, usøtede tørkede aprikoser

2 ss usvovelede, usøtede tørkede kirsebær

1. Trim fett fra biff. Skjær biff i 1½-tommers biter. Varm 1 ss kokosolje over middels høy varme i en stor panne. Legg til biff; kok i 5 til 7 minutter eller til de er brune, rør av og til. Bruk en hullsleiv overfør biff til en 3½- eller 4-liters saktekoker. Gjenta med gjenværende kokosolje og biff. Hvis ønskelig, skrap dryppene fra gryten inn i komfyren med biff.

2. I mellomtiden kombinerer du kokende vann og tørket sopp i en liten bolle. Dekke; la stå i 10 minutter. Tøm sopp, behold bløtleggingsvæsken. Skyll soppen; grovhakk sopp og legg i komfyren med biff. Hell bløtleggingsvæsken gjennom en finmasket sil i saktekokeren.

3. Tilsett løk, pastinakk, gulrøtter, hvitløk, laurbærblad og tørket salvie eller timian (hvis du bruker). Hell oksebeinbuljong over det hele. Dekke; kok på lav varme i 9 til 10 timer eller på høy varme i 4½ til 5 timer.

4. Fjern og kast laurbærbladet. Tilsett mangold, vin, aprikoser, kirsebær og fersk salvie eller timian (hvis du bruker) til lapskaus i komfyren. Hvis du bruker lav varmeinnstilling, vri til høy varmeinnstilling. Dekke; kok i 15 minutter til. For å servere, øse i varme serveringsboller.

STEKT FLANKSTEK MED ROSENKÅL OG KIRSEBÆR

FORBEREDELSE:20 minutter koking: 20 minutter gjør: 4 porsjoner

3 ss raffinert kokosolje

1½ pund rosenkål, trimmet og delt i kvarte

½ kopp sjalottløk i skiver

1½ kopper friske kirsebær

1 ts oppkuttet fersk timian

1 ss balsamicoeddik

1½ pund biff flanke biff

1 ss oppkuttet fersk rosmarin

2 ss oppkuttet fersk timian

½ ts sort pepper

1. Varm opp 2 ss kokosolje i en stor panne på middels varme. Tilsett rosenkål og sjalottløk. Kok, dekket, i 15 minutter, rør av og til. Tilsett kirsebær og timian, rør for å skrape opp eventuelle brunede biter fra bunnen av pannen. Kok uten lokk i ca 5 minutter eller til rosenkål er brunet og møre. Tilsett eddik; fjern pannen fra varmen.

2. Skjær flankebiff i fire porsjoner; dryss begge sider av hver biff med rosmarin, timian og pepper. Varm 1 ss kokosnøttolje over middels høy varme i en ekstra stor panne. Legg biffer til pannen; Stek i 8 til 10 minutter eller til et termometer som er avlest øyeblikkelig registrerer 145 °F for medium, snu en gang halvveis i tilberedningen.

3. Skjær biffer i tynne skiver på tvers av kornet og server med rosenkål og kirsebær.

ASIATISK FLANKESTEAKSUPPE

FORBEREDELSE:35 minutter koking: 20 minutter gjør: 6 til 8 porsjoner

1½ pund biff flanke biff

2 ss ekstra virgin olivenolje

1 pund shiitake-sopp, stilket og skåret i skiver

1 haug med løk, i tynne skiver

2 kopper hakket bok choy

1 kopp gulrøtter i tynne skiver

6 store fedd hvitløk, finhakket (1 ss)

1 ss finhakket fersk ingefær

1 ts sort pepper

8 kopper oksebeinbuljong (seoppskrift) eller oksebuljong uten salt

1 ark nori tang, smuldret

1 kopp daikon reddik i tynne skiver

⅓ kopp fersk limejuice

4 hardkokte egg, skrelt og halvert

Limekiler

1. Hvis ønskelig, kan du delvis fryse biff for enklere skjæring (ca. 20 minutter). Skjær flankebiff i to på langs og skjær deretter hver halvdel i tynne skiver på tvers av kornet i strimler. Skjær strimler i to. Varm 1 ss olivenolje over middels høy varme i en 6-quart nederlandsk ovn. Tilsett halvparten av flankebiffen; kok i ca. 3 minutter eller til de er pent brune, rør av og til. Fjern kjøttet fra pannen; gjenta med gjenværende olivenolje og flankebiff. Fjern biff fra nederlandsk ovn og sett til side.

2. Reduser varmen til middels; legg til shiitakesopp, løk, bok choy, gulrøtter, hvitløk og pepper i den nederlandske ovnen. Kok i 5 minutter, rør ofte. Tilsett flankebiff, oksebeinbuljong og smuldret tang til nederlandsk ovn.

Kok opp; redusere varmen. La det småkoke under lokk i ca 5 minutter eller til gulrøttene er møre.

3. Tilsett daikon reddik, limejuice og hardkokte egg i suppen. Sett suppen tilbake til koking. Slå av varmen umiddelbart. Hell suppen i oppvarmede serveringsboller. Pynt med limebåter.

FLANKSTEAK RØR-STEIK MED SESAM-BLOMKÅLRIS

START TIL SLUTT: 1 TIME GJØR: 4 PORSJONER

1½ pund biff flanke biff
4 kopper hakket blomkål
2 ss sesamfrø
2 ts raffinert kokosolje
¾ teskje knust rød pepper
¼ kopp oppkuttet fersk koriander
3 ss kokosolje
½ kopp skåret løkløk i tynne skiver
1 ss revet fersk ingefær
6 fedd hvitløk, finhakket (1 ss)
1 ss fersk sitrongress i tynne skiver
2 røde, grønne og/eller gule paprika, frøet og kuttet i strimler
2 kopper små brokkolibuketter
½ kopp oksebeinbuljong (seoppskrift) eller oksebuljong uten salt
¼ kopp fersk limejuice
Skåret løkløk (valgfritt)
Knust rød pepper (valgfritt)

1. Om ønskelig kan du delvis fryse flankebiff for enklere skjæring (ca. 20 minutter). Skjær flankebiff i to på langs; skjær hver halvdel i tynne skiver på tvers av kornet i strimler. Legg kjøttstrimler til side.

2. For blomkålrisen, puls 2 kopper av blomkålen i en foodprosessor til bitene er på størrelse med ris; overfør til en middels bolle. Gjenta med resterende 2 kopper blomkål. Rist sesamfrøene på middels varme i en stor panne i ca. 2 minutter eller til de er gylne. Tilsett 2 ts kokosnøttolje og ¼ ts av den knuste røde pepperen; kok i

30 sekunder. Tilsett blomkålris og koriander i pannen; røre. Reduser varmen; kok, dekket, i 6 til 8 minutter eller til blomkålen er så vidt mør. Holde varm.

3. Varm opp 1 ss kokosolje i en ekstra stor panne på middels høy varme. Tilsett halvparten av kjøttstrimlene; kok opp og rør til ønsket ferdighet. Fjern kjøttet fra pannen. Gjenta med 1 ss av den gjenværende kokosolje og resterende kjøttstrimler; sett kjøttet til side. Tøm pannen.

4. Varm opp de resterende 1 ss kokosolje i den samme pannen over middels høy varme. Tilsett løk, ingefær, hvitløk, sitrongress og den resterende ½ ts knust rød pepper i pannen; kok og rør i 30 sekunder. Tilsett søt paprika, brokkoli og oksebeinbuljong i pannen. Kok i ca 5 minutter eller til brokkolien er mør, rør av og til. Rør inn kjøtt og limesaften; kok i 1 minutt til. Server over blomkålris. Om ønskelig, topp med ekstra løk og/eller knust rød pepper.

FYLT FLANKEBIFF MED CHIMICHURRI-SAUS

FORBEREDELSE:30 minutter stek: 35 minutter stå: 10 minutter gjør: 4 porsjoner

1 middels søtpotet, skrelt (ca. 12 gram)

1 ss ekstra virgin olivenolje

6 fedd hvitløk, finhakket (1 ss)

2 ts ekstra virgin olivenolje

1 5-unse pakke fersk babyspinat

1½ pund flankstek

2 ts knust sort pepper

2 ss ekstra virgin olivenolje

½ kopp Chimichurri-saus (seoppskrift)

1. Forvarm ovnen til 400°F. Kle en stor stekeplate med bakepapir. Bruk en mandolin og skjær søtpotet på langs i omtrent 1,5 cm tykke skiver. I en middels bolle sleng søtpotetskiver med 1 ss olje. Legg skivene i et jevnt lag på den tilberedte bakeplaten. Stek ca 15 minutter eller til de er møre. Sett til side til avkjøling.

2. I mellomtiden kombinerer du hvitløken og 2 ts olivenolje i en ovnsfast ekstra stor panne. Stek på middels varme i ca. 2 minutter eller til hvitløken er litt stekt, men ikke brun, rør av og til. Legg spinat til pannen; kok til visnet. Overfør spinat til en tallerken for å avkjøles; sett pannen til side.

3. Skår begge sider av flankebiffen ved å lage grunne, diagonale kutt omtrent 1 tomme fra hverandre i et diamantmønster. Legg flankebiffen mellom to stykker plastfolie. Bruk den flate siden av en kjøtthammer og bank biff til den er omtrent ½ tomme tykk. Klem ut overflødig væske fra den kokte spinaten og fordel den jevnt over

biffen. Topp med søtpoteter, overlappende skiver etter behov. Start fra en lang side, rull sammen flankebiff. Knyt sammenrullet biff med 1-tommers intervaller ved å bruke 100 % bomullssnøre. Dryss over knust sort pepper.

4. Tilsett 2 ss olje i pannen som brukes til å koke spinat. Legg kjøtt til pannen; stek til det er brunet på alle sider, snu kjøttet etter behov for å brune jevnt. Sett pannen med kjøtt i ovnen. Stek uten lokk i 20 til 25 minutter eller til et kjøtttermometer som er avlest i midten, registrerer 145 °F.

5. Fjern kjøttet fra pannen og dekk til med folie. La stå i 10 minutter. Fjern kjøkkenstreng; skjær kjøtt på tvers i ½-tommers tykke skiver. Server med Chimichurri-saus.

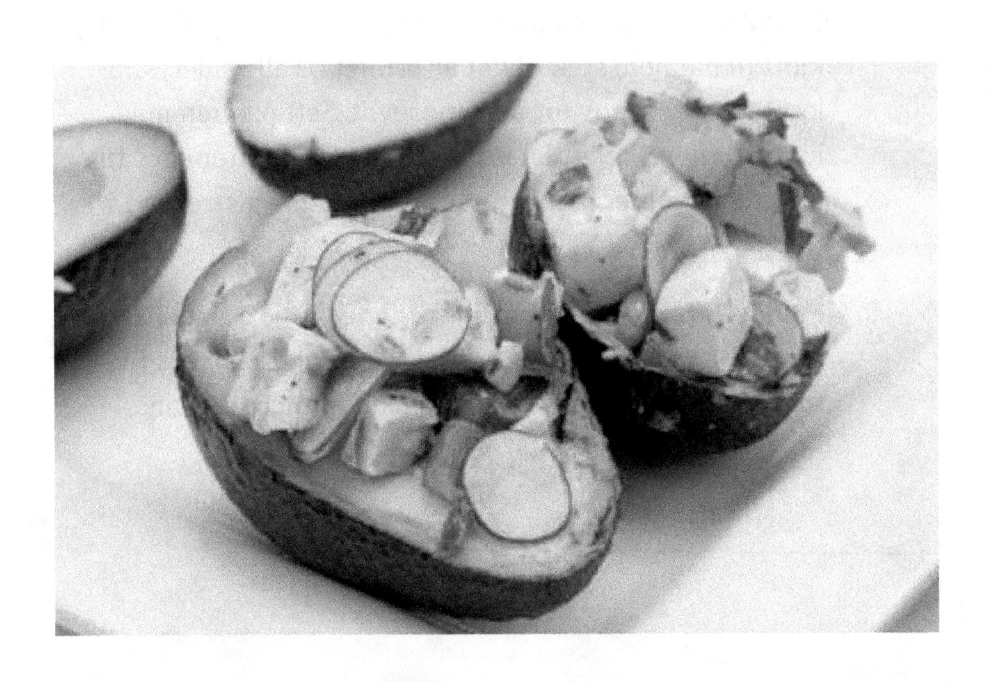

GRILLET FLANKEBIFF KABOBS MED PEPPERROTMAYO

FORBEREDELSE:30 minutter mariner: 2 til 4 timer grill: 48 minutter gir: 4 porsjoner

1½ pund biff flanke biff

1 kopp tørr rødvin

½ kopp olivenolje

¼ kopp hakket sjalottløk

9 fedd hvitløk, finhakket (1 ss)

2 ss oppkuttet fersk rosmarin

2 mellomstore søtpoteter, skrelt og kuttet i 1-tommers terninger

2 mellomstore kålrot, skrelt og kuttet i 1-tommers terninger

½ ts sort pepper

¾ kopp Paleo Mayo (seoppskrift)

2 til 3 ss revet fersk pepperrot

1 ss klippet fersk gressløk

1. Skjær flankebiff mot kornet i ¼-tommers tykke skiver. Plasser kjøtt i en 1-liters gjenlukkbar plastpose satt i en grunne tallerken; sette til side.

2. For marinade, kombinere rødvin, ¼ kopp olje, sjalottløk, 6 fedd hakket hvitløk og 1 ss rosmarin i en liten bolle. Hell marinade over kjøtt i posen. Forsegl posen og vend til kjøttet. Mariner i kjøleskapet i 2 til 4 timer, snu posen av og til.

3. I mellomtiden, for grønnsaker, kombinere søtpoteter og kålrot i en stor bolle. I en liten bolle kombineres gjenværende ¼ kopp olivenolje, 3 fedd hakket hvitløk, gjenværende rosmarin og pepper. Ringle over grønnsaker; kaste til belegg. Brett et 36×18-tommers

stykke tung folie i to for å lage en dobbel tykkelse på folien som måler 18×18 tommer. Plasser belagte grønnsaker i midten av folien; ta opp motsatte kanter av folien og forsegl med en dobbel fold. Brett de resterende kantene for å omslutte grønnsakene helt, slik at det blir plass til damp.

4. For en kull- eller gassgrill, plasser grønnsaksfolie i folie på en grillrist direkte over middels varme. Dekk til og grill i 40 minutter eller til grønnsakene er møre, snu en gang halvveis gjennom grillingen. Fjern fra grillen. La stå innelukket mens du griller steak kabobs.

5. Rør sammen Paleo Mayo, pepperrot og gressløk i en liten bolle. Sette til side. Tøm flankebiff; kast marinaden. På tolv 12- til 14-tommers metall- eller bambusspyd* tres bifftrekkspillet. Legg biffkabobs på en grillrist direkte over middels varme. Dekk til og grill i 8 til 9 minutter, snu kabobs halvveis gjennom grillingen.

6. Åpne grønnsakspakken forsiktig og tøm den i en stor serveringsbolle. Server biffkabobs og grønnsaker med pepperrotmayo.

*Merk: Hvis du bruker bambusspyd, bløtlegg i vann i 30 minutter før du tilsetter kjøtt for å unngå brent.

VINSTEKT CHUCK STEAKS MED SOPP

FORBEREDELSE:10 minutter steking: 30 minutter steking: 1 time 45 minutter gjør: 2 porsjoner

CHUCK-STEKER ER ET ØKONOMISK VALGFORDI DE IKKE ER DET ØMMESTE SNITTET. MEN ETTER EN TIME ELLER SÅ PUTRING I EN BLANDING AV RØDVIN, OKSEBULJONG, SOPP, HVITLØK OG SORT PEPPER, KAN DE KUTTES MED EN SMØRKNIV.

2 6-unse beinfrie cross rib biff chuck biffer, kuttet ca ¾ tomme tykke

½ teskje granulert hvitløk uten konserveringsmiddel

Svart pepper

4 ts ekstra virgin olivenolje

10 gram knappsopp, i skiver

½ kopp tørr rødvin (som Zinfandel)

½ kopp oksebeinbuljong (seoppskrift), Kyllingbeinbuljong (seoppskrift), eller okse- eller kyllingbuljong uten salt

2 ts oppkuttet fersk persille

½ ts oppkuttet fersk timian

½ ts finrevet sitronskall

1 lite hvitløksfedd, finhakket

Revet fersk pepperrot (valgfritt)

1. Forvarm ovnen til 300°F.

2. Om ønskelig, trim fett fra biffer. Tørk biffene med tørkepapir. Dryss begge sider med granulert hvitløk og pepper. Varm 2 ts olivenolje over middels høy varme i en ildfast stekepanne. Legg biffer til pannen; stek i 3 til 4 minutter på hver side eller til de er godt brune. Overfør biffer til en tallerken; sette til side.

3. Tilsett sopp og de resterende 2 ts olivenolje i pannen. Kok i 4 minutter, rør av og til. Rør inn vinen og Beef Bone-

buljongen, og skrap opp de brunede bitene fra bunnen av pannen. La det småkoke. Tilsett biffer i pannen, og hell soppblandingen over biffene. Dekk pannen med lokk. Overfør pannen til ovnen. Stek i ca 1¼ time eller til kjøttet er mørt.

4. For persilletopping, rør sammen persille, timian, sitronskall og hvitløk i en liten bolle; sette til side.
5. Overfør biffer til en tallerken; dekk for å holde varmen. For saus, varm opp sopp og væske i pannen over middels høy varme til det småkoker. Kok i ca 4 minutter eller til den er litt redusert. Server soppsaus over biffer. Dryss over persilletoppen og eventuelt revet pepperrot.

STRIP BIFFER MED AVOKADO-PEPPERROTSAUS

FORBEREDELSE:15 minutter stå: 10 minutter grill: 16 minutter gjør: 4 porsjoner

PEPPERROTSAUSEN ER ET FLOTT TILBEHØRTIL SAKTE STEKT INDREFILET AV OKSE (SEOPPSKRIFT). HER ER DEN BLANDET MED GRILLET AVOKADO FOR Å LAGE EN RIK SAUS TILSATT LITT VARME FRA DIJONSENNEP OG NYREVET PEPPERROT. Å GRILLE AVOKADOENE GJØR DEM EKSTRA KREMETE OG PENT RØYKFYLTE.

BIFF

1 ss røykkrydder (seoppskrift)

½ ts tørr sennep

1 ts malt spisskummen

4 strips (øverste lend) biffer, kuttet 1 tomme tykke (ca. 2 pund totalt)

2 avokadoer, halvert og med frø (skall på)

1 ts limejuice

SAUS

2 ss pepperrotsaus (seoppskrift, nedenfor

2 ss fersk limejuice

2 fedd hvitløk, finhakket

1. I en liten bolle kombineres Smoky Seasoning, tørr sennep og spisskummen. Dryss over biffer og gni inn med fingrene. La stå i 10 minutter.
2. For en kullgrill, ordne middels varme kull rundt en drypppanne. Test for middels varme over pannen. Legg biffer på grillristen over drypppannen. Dekk til og grill i

16 til 20 minutter for medium sjeldne (145 °F) eller 20 til 24 minutter for medium (160 °F), snu biffene en gang halvveis gjennom grillingen. Pensle snittsidene av avokadoene med limejuice. Legg til grillstativet over drypppannen, kuttsidene opp, de siste 8 til 10 minuttene med grilling eller til de er myke. (For en gassgrill, forvarm grillen. Reduser varmen til middels. Juster for indirekte matlaging. Grill som anvist ovenfor.)

3. For sausen, øs avokadokjøttet i en middels bolle. Tilsett pepperrotsaus, 2 ss limejuice og hvitløk; mos med en gaffel til nesten jevn. Server biffer med saus.

Pepperrotsaus: I en middels bolle kombineres ¼ kopp revet fersk pepperrot, 1 kopp cashewkrem (seoppskrift), 1 ss Dijon-stil sennep (seoppskrift), 1 ts hvitvinseddik og 2 ts sitron-urtekrydder (seoppskrift). Dekk til og avkjøl i minst 4 timer eller over natten.

SITRONGRESSMARINERTE MØRBRADBIFF

FORBEREDELSE:30 minutter mariner: 2 til 10 timer grill: 10 minutter stå: 35 minutter gjør: 4 porsjoner

THAI BASILIKUM ER ANNERLEDES ENN SØT BASILIKUMBRUKES I MIDDELHAVSMATLAGING BÅDE I UTSEENDE OG SMAK. SØT BASILIKUM HAR BREDE BLADER PÅ GRØNNE STENGLER; THAI BASILIKUM HAR SMALE GRØNNE BLADER PÅ LILLA STILKER. BEGGE HAR ANISSMAK, MEN I THAILANDSK BASILIKUM ER DEN MER UTTALT. THAI BASILIKUM HOLDER SEG OGSÅ BEDRE UNDER VARME ENN SØT BASILIKUM. SE ETTER DET PÅ ASIATISKE MARKEDER OG BONDEMARKEDER. HVIS DU IKKE FINNER DET, KAN DU ABSOLUTT BRUKE SØT BASILIKUM.

2 stilker sitrongress, kun gule og blekgrønne deler

1 2-tommers ingefær, skrelt og tynt skåret

½ kopp hakket fersk ananas

¼ kopp fersk limejuice

1 jalapeño, frøet og hakket (seTips)

2 ss ekstra virgin olivenolje

4 6-unse biff mørbrad, kuttet ¾ tomme tykt

½ kopp thailandske basilikumblader

½ kopp korianderblader

½ kopp mynteblader

½ kopp løkløk, i tynne skiver

2 ts ekstra virgin olivenolje

1 lime, delt i kvarte

1. For marinade, fjern og kast eventuelle forslåtte ytre lag fra sitrongressstilkene. Skjær i tynne runder. Kombiner sitrongress og ingefær i en foodprosessor; puls til den er

veldig finhakket. Tilsett ananas, limejuice, jalapeño og 2 ss olivenolje; puré så mye som mulig.

2. Legg biffer i en stor gjenlukkbar plastpose i et grunt fat. Hell marinade over biffene. Seal bag; snu pose til pels. Mariner i kjøleskapet i 2 til 10 timer, snu posen av og til. Fjern biffer fra marinaden; kast marinaden. La biffene stå i romtemperatur i 30 minutter før de grilles.

3. For en kull- eller gassgrill, plasser biffer på grillristen direkte over middels varme. Dekk til og grill i 10 til 12 minutter for medium sjeldne (145°F) eller 12 til 15 minutter for medium (160°F), snu en gang halvveis gjennom grillingen. Fjern biffer fra grillen; la stå i 5 minutter før servering.

4. For urtetopping, bland basilikum, koriander, mynte og løk i en liten bolle; drypp med 2 ts olivenolje; kaste til belegg. Topp hver biff med urtetopp og server med limebåter.

BALSAMICO-DIJON MØRBRAD MED HVITLØKSPINAT

FORBEREDELSE:12 minutter mariner: 4 timer stek: 10 minutter gjør: 4 porsjoner

KOKING AV MARINADEN GJØR DEN TRYGGÅ SPISE SOM SAUS – OG REDUSERER DEN LITT FOR Å GJØRE DEN TYKKERE OGSÅ. STEK SPINATEN MENS BIFFEN STEKER – OG SÅ VIDT. FOR DEN BESTE SMAKEN OG ERNÆRINGEN, KOK SPINATEN BARE TIL DEN BARE VISNER OG FORTSATT ER LYSEGRØNN.

BIFF

4 ss balsamicoeddik

3 ss ekstra virgin olivenolje

3 ss fersk sitronsaft

3 ss fersk appelsinjuice

1 ss Dijon-stil sennep (seoppskrift)

2 ts oppkuttet fersk rosmarin

½ ts sort pepper

3 fedd hvitløk, finhakket

1 1½ pund mørbradbiff, kuttet 1½ tommer tykt

SPINAT

1 ss ekstra virgin olivenolje

4 fedd hvitløk, i tynne skiver

8 kopper babyspinat

¼ teskje svart pepper

1. For marinade, i en middels bolle visp sammen eddik, olivenolje, sitronsaft, appelsinjuice, Dijon-stil sennep, rosmarin, pepper og hvitløk. Plasser biff i en gjenlukkbar plastpose i et grunt fat. Hell marinade over biff. Seal bag;

slå til pelsbiff. Mariner i kjøleskapet i 4 timer, snu posen av og til.

2. Forvarm slaktekylling. Fjern biff fra marinaden; overfør marinaden til en liten kjele. For balsamicosaus, varm marinaden over middels høy varme til den koker. Reduser varmen; småkoke i 2 til 3 minutter eller til det er litt tykkere; sette til side.

3. Legg biff på en uoppvarmet rist i en broilerpanne. Stek 4 til 5 tommer fra varme i ca. 10 minutter for medium sjeldne (145°F) eller 14 minutter for medium (160°), snu én gang. Overfør biff til et skjærebrett. Dekk løst med folie; la stå i 10 minutter.

4. I mellomtiden, for spinat, varm olivenolje over middels varme i en ekstra stor panne. Legg i skiver hvitløk; kok i 1 minutt eller til lys gylden. Tilsett spinat; dryss med pepper. Kok og rør i 1 til 2 minutter eller bare til spinaten visner.

5. Skjær biff i fire porsjoner og drypp med balsamicosaus. Server med spinat.

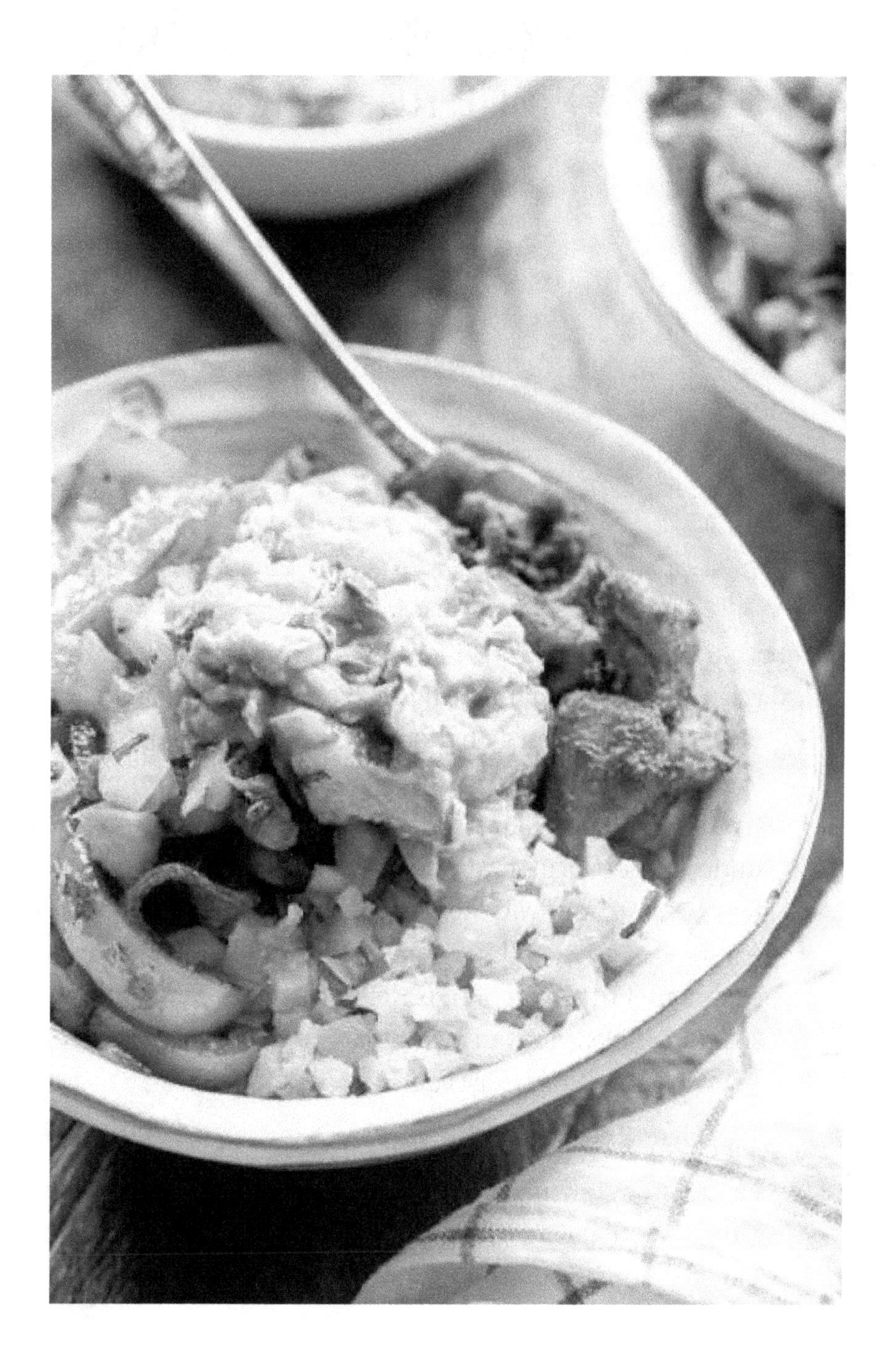

STEKT KALKUN MED GARLICKY MOSEDE RØTTER

FORBEREDELSE:1 time stek: 2 timer 45 minutter stand: 15 minutter gjør: 12 til 14 porsjoner

SE ETTER EN KALKUN SOM HARIKKE BLITT INJISERT MED EN SALTLØSNING. HVIS ETIKETTEN SIER "FORBEDRET" ELLER "SELVBASTENDE", ER DEN SANNSYNLIGVIS FULL AV NATRIUM OG ANDRE TILSETNINGSSTOFFER.

1 12- til 14-pund kalkun

2 ss middelhavskrydder (seoppskrift)

¼ kopp olivenolje

3 pund mellomstore gulrøtter, skrellet, trimmet og halvert eller delt i fire på langs

1 oppskrift Garlicky Mashed Roots (seoppskrift, nedenfor)

1. Forvarm ovnen til 425°F. Fjern hals og innmat fra kalkun; reservere til annen bruk om ønskelig. Løsne huden forsiktig fra kanten av brystet. Kjør fingrene under huden for å lage en lomme på toppen av brystet og på toppen av trommestikkene. Skje 1 spiseskje med middelhavskrydder under huden; bruk fingrene til å fordele den jevnt over brystet og trommestikkene. Trekk nakkehuden bakover; fest med et spyd. Stikk endene av trommestikker under hudbåndet over halen. Hvis det ikke er hudbånd, bind trommestikker godt til halen med 100 % bomullssnøre. Vri vingespisser under ryggen.

2. Legg kalkunen med brystsiden opp på en rist i en grunn, ekstra stor stekepanne. Pensle kalkun med 2 ss olje. Dryss kalkun med gjenværende middelhavskrydder. Sett inn et kjøtttermometer for ovn i midten av en innvendig

lårmuskel; termometeret skal ikke berøre bein. Dekk kalkun løst med folie.

3. Stek i 30 minutter. Reduser ovnstemperaturen til 325 °F. Stek i 1½ time. Kombiner gulrøtter og de resterende 2 ss olje i en ekstra stor bolle; kaste til belegg. Fordel gulrøtter i en stor bakeplate. Fjern folien fra kalkunen og skjær bånd av skinn eller hyssing mellom trommestikker. Stek gulrøtter og kalkun i 45 minutter til 1¼ time mer eller til termometeret registrerer 175 °F.

4. Ta kalkunen ut av ovnen. Dekke; la stå i 15 til 20 minutter før skjæring. Server kalkun med gulrøtter og Garlicky Mashed Roots.

Garlicky Mashed røtter: Trim og skrell 3 til 3½ pounds rutabagas og 1½ til 2 pounds sellerirot; kuttet i 2-tommers biter. Kok rutabagas og sellerirot i en 6-liters gryte i nok kokende vann til å dekke i 25 til 30 minutter eller til de er veldig møre. I mellomtiden, i en liten kjele, kombinere 3 ss ekstra virgin olje og 6 til 8 fedd hakket hvitløk. Stek på lav varme i 5 til 10 minutter eller til hvitløken er veldig duftende, men ikke brunet. Tilsett forsiktig ¾ kopp kyllingbeinbuljong (seoppskrift) eller kyllingbuljong uten salt. Kok opp; fjern fra varme. Tøm grønnsakene og ha tilbake i kjelen. Mos grønnsakene med en potetstapper eller slå med en elektrisk mikser på lavt. Tilsett ½ ts sort pepper. Mos eller pisk inn buljongblandingen gradvis til grønnsakene er blandet og nesten jevne. Om nødvendig, tilsett en ekstra ¼ kopp kyllingbeinbuljong for å få ønsket konsistens.

FYLT KALKUNBRYST MED PESTOSAUS OG RUCCOLASALAT

FORBEREDELSE:30 minutter stek: 1 time 30 minutter stå: 20 minutter gjør: 6 porsjoner

DETTE ER FOR ELSKERE AV HVITT KJØTTDER UTE - ET SPRØTT KALKUNBRYST FYLT MED TØRKEDE TOMATER, BASILIKUM OG MIDDELHAVSKRYDDER. RESTER GJØR EN GOD LUNSJ.

1 kopp usvovelløse tørkede tomater (ikke oljepakkede)

1 4-kilos benfritt kalkunbryst halvparten med skinn

3 ts middelhavskrydder (seoppskrift)

1 kopp løst pakket ferske basilikumblader

1 ss olivenolje

8 gram baby ruccola

3 store tomater, halvert og skåret i skiver

¼ kopp olivenolje

2 ss rødvinseddik

Svart pepper

1½ kopper basilikumpesto (seoppskrift)

1. Forvarm ovnen til 375°F. Hell nok kokende vann over tørkede tomater i en liten bolle til å dekke. La stå i 5 minutter; renne av og finhakk.

2. Legg kalkunbryst med skinnsiden ned på et stort ark med plastfolie. Legg et annet ark plastfolie over kalkun. Bruk den flate siden av en kjøtthammer og bank forsiktig brystet til en jevn tykkelse, omtrent ¾ tomme tykt. Kast plastfolie. Dryss 1½ ts av middelhavskrydderet over kjøttet. Topp med tomater og basilikumblader. Rull forsiktig sammen kalkunbrystet, hold huden på utsiden. Bruk 100 %-bomull kjøkkenstreng, bind stek på fire til

seks steder for å sikre. Pensle med 1 ss olivenolje. Dryss steken med de resterende 1½ ts middelhavskrydder.

3. Legg steken på en rist i en grunn panne med skinnsiden opp. Stek uten lokk i 1½ time eller til et termometer som er satt inn nær midten registrerer 165 °F og skinnet er gyllenbrunt og sprøtt. Fjern kalkunen fra ovnen. Dekk løst med folie; la stå i 20 minutter før du skjærer i skiver.
4. For ruccolasalat, kombinere ruccola, tomater, ¼ kopp olivenolje, eddik og pepper i en stor bolle etter smak. Fjern strengene fra steken. Tynne skiver kalkun. Server med ruccolasalat og basilikumpesto.

KRYDRET KALKUNBRYST MED CHERRY BBQ SAUS

FORBEREDELSE:15 minutter stek: 1 time 15 minutter stå: 45 minutter gjør: 6 til 8 porsjoner

DETTE ER EN FIN OPPSKRIFT PÅSERVERER EN MENGDE PÅ EN BAKGÅRDSGRILL NÅR DU VIL GJØRE NOE ANNET ENN BURGERE. SERVER DEN MED EN SPRØ SALAT, FOR EKSEMPEL SPRØ BROKKOLISALAT (SEOPPSKRIFT) ELLER BARBERT ROSENKÅLSALAT (SEOPPSKRIFT).

1 kalkunbryst på 4 til 5 pund helt med ben

3 ss røykkrydder (seoppskrift)

2 ss fersk sitronsaft

3 ss olivenolje

1 kopp tørr hvitvin, for eksempel Sauvignon Blanc

1 kopp ferske eller frosne usøtet Bing-kirsebær, uthulet og hakket

⅓ kopp vann

1 kopp BBQ-saus (seoppskrift)

1. La kalkunbryst stå i romtemperatur i 30 minutter. Forvarm ovnen til 325°F. Legg kalkunbrystet med skinnsiden opp på en rist i en langpanne.

2. Kombiner Smoky Seasoning, sitronsaft og olivenolje i en liten bolle for å lage en pasta. Løsne skinnet fra kjøttet; fordel forsiktig halvparten av pastaen på kjøttet under skinnet. Fordel resten av pastaen jevnt over huden. Hell vinen i bunnen av stekepannen.

3. Stek i 1¼ til 1½ time eller til skinnet er gyllenbrunt og et øyeblikkelig avlest termometer satt inn i midten av steken (ikke berøre beinet) registrerer 170°F, og snur

stekepannen halvveis i steketiden. La stå i 15 til 30 minutter før skjæring.

4. I mellomtiden, for Cherry BBQ Sauce, bland kirsebær og vannet i en middels kjele. Kok opp; redusere varmen. La småkoke uten lokk i 5 minutter. Rør inn BBQ-saus; småkoke i 5 minutter. Server lun eller romtemperatur med kalkunen.

VINBRAISERT TYRKIA INDREFILET

FORBEREDELSE:30 minutter koking: 35 minutter gjør: 4 porsjoner

KOKING AV DEN PANNESTEKT KALKUNI EN KOMBINASJON AV VIN, HAKKEDE ROMA-TOMATER, KYLLINGBULJONG, FRISKE URTER OG KNUST RØD PEPPER GIR DEN GOD SMAK. SERVER DENNE LAPSKAUSAKTIGE RETTEN I GRUNNE BOLLER OG MED STORE SKJEER FOR Å FÅ LITT AV DEN SMAKFULLE BULJONGEN MED HVER BIT.

2 8- til 12-unse indrefileter av kalkun, kuttet i 1-tommers biter

2 ss fjærfekrydder uten salt tilsatt

2 ss olivenolje

6 fedd hvitløk, finhakket (1 ss)

1 kopp hakket løk

½ kopp hakket selleri

6 roma-tomater, med frø og hakkede (ca. 3 kopper)

½ kopp tørr hvitvin, for eksempel Sauvignon Blanc

½ kopp kyllingbeinbuljong (seoppskrift) eller kyllingbuljong uten salt

½ ts finkuttet fersk rosmarin

¼ til ½ ts knust rød pepper

½ kopp friske basilikumblader, hakket

½ kopp kuttet fersk persille

1. I en stor bolle sleng kalkunbiter med fjærfekrydder for å belegge. Varm 1 ss olivenolje over middels varme i en ekstra stor nonstick-gryte. Kok kalkunen i porsjoner i varm olje til den er brun på alle sider. (Kalkun trenger ikke å være gjennomstekt.) Ha over på en tallerken og hold varm.

2. Tilsett de resterende 1 ss olivenolje i pannen. Øk varmen til middels høy. Tilsett hvitløken; kok og rør i 1 minutt.

Tilsett løk og selleri; kok og rør i 5 minutter. Tilsett kalkunen og eventuell juice fra tallerkenen, tomater, vin, kyllingbeinbuljong, rosmarin og knust rød pepper. Reduser varmen til middels lav. Dekk til og kok i 20 minutter, rør av og til. Tilsett basilikum og persille. Avdekke og kok i 5 minutter til eller til kalkunen ikke lenger er rosa.

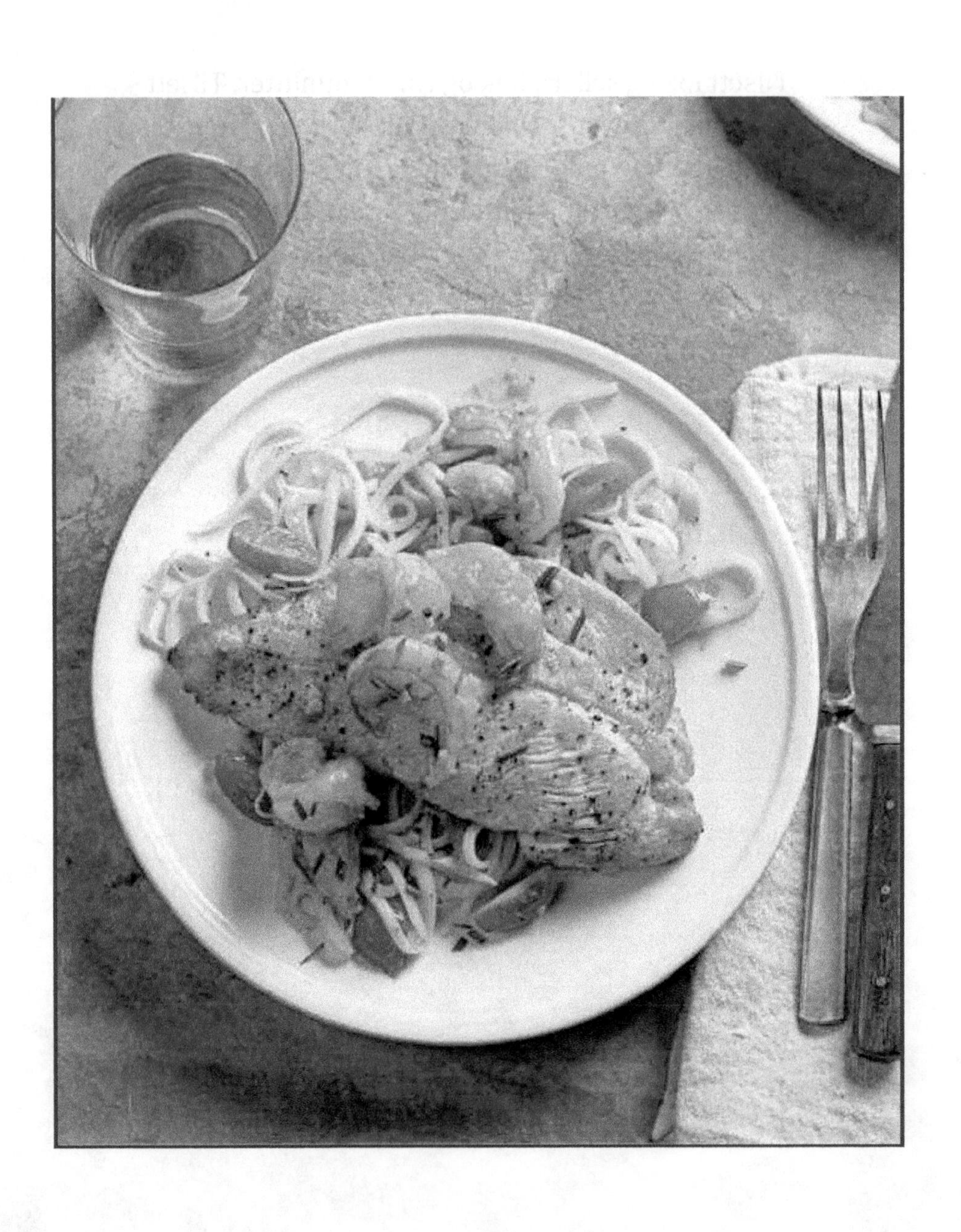

PAN-SAUTERT KALKUNBRYST MED GRESSLØK-SCAMPISAUS

FORBEREDELSE:30 minutter koking: 15 minutter gjør: 4 porsjonerBILDE

Å SKJÆRE KALKUNINDREFILETENE I TOHORISONTALT SÅ JEVNT SOM MULIG, TRYKK LETT NED PÅ HVER ENKELT MED HÅNDFLATEN, OG BRUK KONSEKVENT TRYKK, MENS DU SKJÆRER GJENNOM KJØTTET.

¼ kopp olivenolje

2 8- til 12-unse indrefileter av kalkunbryst, kuttet i to horisontalt

¼ ts nykvernet sort pepper

3 ss olivenolje

4 fedd hvitløk, finhakket

8 unser skrellet og deveined medium reker, haler fjernet og halvert på langs

¼ kopp tørr hvitvin, kyllingbeinbuljong (seoppskrift), eller kyllingbuljong uten salt

2 ss klippet fersk gressløk

½ ts finrevet sitronskall

1 ss fersk sitronsaft

Squashnudler og tomater (seoppskrift, nedenfor) (valgfritt)

1. Varm opp 1 ss olivenolje i en ekstra stor panne på middels høy varme. Legg kalkun til pannen; dryss med pepper. Reduser varmen til middels. Stek i 12 til 15 minutter eller til den ikke lenger er rosa og juicen blir klar (165 °F), snu en gang halvveis i koketiden. Fjern kalkunsteker fra pannen. Dekk med folie for å holde varmen.

2. For saus, varm opp de 3 ss olje i samme panne på middels varme. Tilsett hvitløk; kok i 30 sekunder. Rør inn reker; kok og rør i 1 minutt. Rør inn vin, gressløk og sitronskall; kok og rør i 1 minutt til eller til rekene er

ugjennomsiktige. Fjern fra varme; rør inn sitronsaft. For å servere, skje saus over kalkunsteker. Om ønskelig, server med squashnudler og tomater.

Squashnudler og tomater: Bruk en mandolin- eller julienneskreller og skjær 2 gule sommersquash i juliennestrimler. Varm 1 ss ekstra virgin olivenolje over middels høy varme i en stor panne. Legg til squashstrimler; kok i 2 minutter. Tilsett 1 kopp delte druetomater og ¼ teskje nykvernet sort pepper; kok i 2 minutter til eller til squashen er sprø-mør.

BRAISERTE KALKUNBEN MED ROTGRØNNSAKER

FORBEREDELSE:30 minutter koking: 1 time 45 minutter gjør: 4 porsjoner

DETTE ER EN AV DISSE RETTENEDU VIL LAGE PÅ EN SKARP HØSTETTERMIDDAG NÅR DU HAR TID TIL Å GÅ EN TUR MENS DET PUTRER I OVNEN. HVIS TRENINGEN IKKE VEKKER APPETITTEN, VIL DEN FANTASTISKE AROMAEN NÅR DU GÅR GJENNOM DØREN HELT SIKKERT GJØRE DET.

3 ss olivenolje

4 20- til 24-unse kalkunben

½ ts nykvernet sort pepper

6 fedd hvitløk, skrellet og knust

1½ ts fennikelfrø, forslåtte

1 ts hel allehånde, forslått*

1½ kopper kyllingbeinbuljong (seoppskrift) eller kyllingbuljong uten salt

2 kvister fersk rosmarin

2 kvister frisk timian

1 laurbærblad

2 store løk, skrelt og kuttet i 8 skiver hver

6 store gulrøtter, skrelt og kuttet i 1-tommers skiver

2 store kålrot, skrellet og kuttet i 1-tommers terninger

2 mellomstore pastinakk, skrelt og kuttet i 1-tommers skiver**

1 sellerirot, skrelt og kuttet i 1-tommers biter

1. Forvarm ovnen til 350°F. Varm olivenoljen over middels høy varme i en stor stekepanne til den skinner. Tilsett 2 av kalkunbeina. Stek i ca. 8 minutter eller til bena er gyldenbrune og sprø på alle sider, og blir jevnt brune. Overfør kalkunbein til en tallerken; gjenta med de resterende 2 kalkunbein. Sette til side.

2. Tilsett pepper, hvitløk, fennikelfrø og allehåndefrø i gryten. Kok og rør over middels varme i 1 til 2 minutter eller til dufter. Rør inn kyllingbeinbuljong, rosmarin, timian og laurbærblad. Kok opp under omrøring for å skrape brunede biter fra bunnen av pannen. Fjern pannen fra varmen og sett til side.
3. Kombiner løk, gulrøtter, neper, pastinakk og sellerirot i en ekstra stor nederlandsk ovn med tettsittende lokk. Tilsett væske fra pannen; kaste til belegg. Press kalkunbein inn i grønnsaksblandingen. Dekk til med lokk.
4. Stek ca 1 time og 45 minutter eller til grønnsakene er møre og kalkunen er gjennomstekt. Server kalkunlår og grønnsaker i store grunne boller. Drypp saft fra pannen over toppen.

*Tips: For å knuse allehånde og fennikelfrø, legg frøene på et skjærebrett. Bruk en flat side av en kokkekniv og trykk ned for å knuse frøene lett.

**Tips: Kutt opp eventuelle store biter fra toppen av pastinakken.

URTEKALKUNKJØTTBRØD MED KARAMELLISERT LØKKETCHUP OG STEKTE KÅLBITER

FORBEREDELSE:15 minutter koking: 30 minutter baking: 1 time 10 minutter stå: 5 minutter gjør: 4 porsjoner

KLASSISK KJØTTBRØD MED KETCHUP ER DEFINITIVTPÅ PALEO-MENYEN NÅR KETCHUPEN (SEOPPSKRIFT) ER FRI FOR SALT OG TILSATT SUKKER. HER RØRES KETCHUPEN SAMMEN MED KARAMELLISERT LØK, SOM LEGGES OPPÅ KJØTTBRØDET FØR STEKING.

1½ pund malt kalkun

2 egg, lett pisket

½ kopp mandelmel

⅓ kopp kuttet fersk persille

¼ kopp løkløk i tynne skiver (2)

1 ss oppskåret frisk salvie eller 1 ts tørket salvie, knust

1 ss oppkuttet fersk timian eller 1 ts tørket timian, knust

¼ teskje svart pepper

2 ss olivenolje

2 søte løk, halvert og i tynne skiver

1 kopp Paleo Ketchup (seoppskrift)

1 liten hodekål, halvert, kjernet ut og kuttet i 8 skiver

½ til 1 ts knust rød pepper

1. Forvarm ovnen til 350°F. Kle en stor stekepanne med bakepapir; sette til side. Kombiner malt kalkun, egg, mandelmel, persille, løk, salvie, timian og sort pepper i en stor bolle. I den tilberedte stekepannen form kalkunblandingen til et 8×4-tommers brød. Stek i 30 minutter.

2. I mellomtiden, for den karamelliserte løkketchupen, varm opp 1 ss olivenolje i en stor panne på middels varme. Tilsett løk; stek i ca. 5 minutter eller til løken begynner å bli brun, rør ofte. Reduser varmen til middels lav; kok i ca. 25 minutter eller til den er gylden og veldig myk, rør av og til. Fjern fra varme; rør inn Paleo Ketchup.

3. Hell litt av den karamelliserte løkketchupen over kalkunbrød. Legg kålbiter rundt brødet. Drypp kål med de resterende 1 ss olivenolje; dryss over knust rød pepper. Stek i ca. 40 minutter eller til et termometer som er satt inn i midten av brødet registrerer 165°F, topp med ekstra karamellisert løkketchup og snu kålbitene etter 20 minutter. La kalkunbrød stå i 5 til 10 minutter før du skjærer i skiver.

4. Server kalkunbrød med kålbiter og eventuell gjenværende karamellisert løkketchup.

TYRKIA POSOLE

FORBEREDELSE:20 minutter stek: 8 minutter stek: 16 minutter gjør: 4 porsjoner

PÅLEGGET PÅ DENNE VARMENDE SUPPEN I MEKSIKANSK STILER MER ENN GARNITYR. KORIANDEREN TILFØRER SÆREGEN SMAK, AVOKADO BIDRAR MED KREMETHET - OG RISTEDE PEPITAS GIR EN HERLIG CRUNCH.

8 ferske tomater

1¼ til 1½ pund malt kalkun

1 rød paprika, frøet og kuttet i tynne strimler

½ kopp hakket løk (1 medium)

6 fedd hvitløk, finhakket (1 ss)

1 ss meksikansk krydder (seoppskrift)

2 kopper kyllingbeinbuljong (seoppskrift) eller kyllingbuljong uten salt

1 14,5-unse boks uten salt-tilsatt ildstekte tomater, udrenerte

1 jalapeño eller serrano chilipepper, frøet og hakket (seTips)

1 middels avokado, halvert, skrellet, frøet og i tynne skiver

¼ kopp usaltede pepitas, ristet (seTips)

¼ kopp oppkuttet fersk koriander

Limekiler

1. Forvarm slaktekyllingen. Fjern skall fra tomatillos og kast. Vask tomatillos og del i to. Plasser tomatillohalvdelene på den uoppvarmede risten i en broilerpanne. Stek 4 til 5 tommer fra varmen i 8 til 10 minutter eller til den er lett forkullet, snu en gang halvveis gjennom stekingen. Avkjøl litt på panne på rist.

2. I mellomtiden, kok kalkun, søt pepper og løk i en stor panne på middels høy varme i 5 til 10 minutter eller til kalkunen er brunet og grønnsakene er møre, rør med en tresleiv for å bryte opp kjøttet mens det koker. Tøm av fett om

nødvendig. Tilsett hvitløk og meksikansk krydder. Kok og rør i 1 minutt til.

3. Kombiner omtrent to tredjedeler av de forkullede tomatillosene og 1 kopp kyllingbeinbuljong i en blender. Dekk til og bland til jevn. Legg til kalkunblandingen i pannen. Rør inn den resterende 1 koppen kyllingbeinbuljong, udrenerte tomater og chilipepper. Grovhakk de resterende tomatillosene; legg til kalkunblandingen. Kok opp; redusere varmen. Dekk til og la det småkoke i 10 minutter.
4. For å servere helles suppen i grunne serveringsboller. Topp med avokado, pepitas og koriander. Ha limeskiver for å presse over suppen.

KYLLINGBEINBULJONG

FORBEREDELSE:15 minutter stek: 30 minutter koking: 4 timer avkjøling: over natten gjør: ca 10 kopper

FOR DEN FERSKESTE, BESTE SMAKEN – OG HØYESTNÆRINGSINNHOLD – BRUK HJEMMELAGET KYLLINGBULJONG I OPPSKRIFTENE DINE. (DET INNEHOLDER HELLER IKKE SALT, KONSERVERINGSMIDLER ELLER TILSETNINGSSTOFFER.) STEKING AV BEINENE FØR DET KOKER, FORBEDRER SMAKEN. NÅR DE SAKTE KOKER I VÆSKE, FYLLER BEINENE BULJONGEN MED MINERALER SOM KALSIUM, FOSFOR, MAGNESIUM OG KALIUM. SLOW COOKER-VARIANTEN NEDENFOR GJØR DET SPESIELT ENKELT Å GJØRE. FRYS DEN NED I 2- OG 4-KOPPS BEHOLDERE OG TIN KUN DET DU TRENGER.

2 pund kyllingvinger og rygg
4 gulrøtter, hakket
2 store purre, kun hvite og blekgrønne deler, i tynne skiver
2 stilker selleri med blader, grovhakket
1 pastinakk, grovhakket
6 store kvister italiensk (flatblad) persille
6 kvister fersk timian
4 fedd hvitløk, halvert
2 ts hele sorte pepperkorn
2 hele nellik
Kaldt vann

1. Forvarm ovnen til 425°F. Ordne kyllingvinger og rygg på en stor bakeplate; stek i 30 til 35 minutter eller til de er godt brune.

2. Overfør brunede kyllingbiter og eventuelle brunede biter som har samlet seg på bakeplaten til en stor gryte. Tilsett

gulrøtter, purre, selleri, pastinakk, persille, timian, hvitløk, pepperkorn og nellik. Tilsett nok kaldt vann (ca. 12 kopper) i en stor gryte for å dekke kylling og grønnsaker. La det småkoke over middels varme; Juster varmen for å holde buljongen på en veldig lav koking, med bobler som bare bryter overflaten. Dekk til og la det småkoke i 4 timer.

3. Sil varm buljong gjennom et stort dørslag dekket med to lag fuktig 100 % bomull osteduk. Kast faste stoffer. Dekk til kjøttkraft og avkjøl over natten. Før bruk, fjern fettlaget fra toppen av buljongen og kast.

Tips: For å gjøre kraften klar (valgfritt), kombinere 1 eggehvite, 1 knust eggeskall og ¼ kopp kaldt vann i en liten bolle. Rør blandingen inn i silt kraft i kjelen. Tilbake til koking. Fjern fra varme; la stå i 5 minutter. Sil varm buljong gjennom et dørslag foret med et friskt dobbeltlag av 100 % bomulls osteduk. Avkjøl og skum ned fett før bruk.

Instruksjoner for saktekoker: Forbered som anvist, bortsett fra i trinn 2, plasser ingrediensene i en 5- til 6-liters saktekoker. Dekk til og stek på lav varme i 12 til 14 timer. Fortsett som anvist i trinn 3. Gir ca 10 kopper.

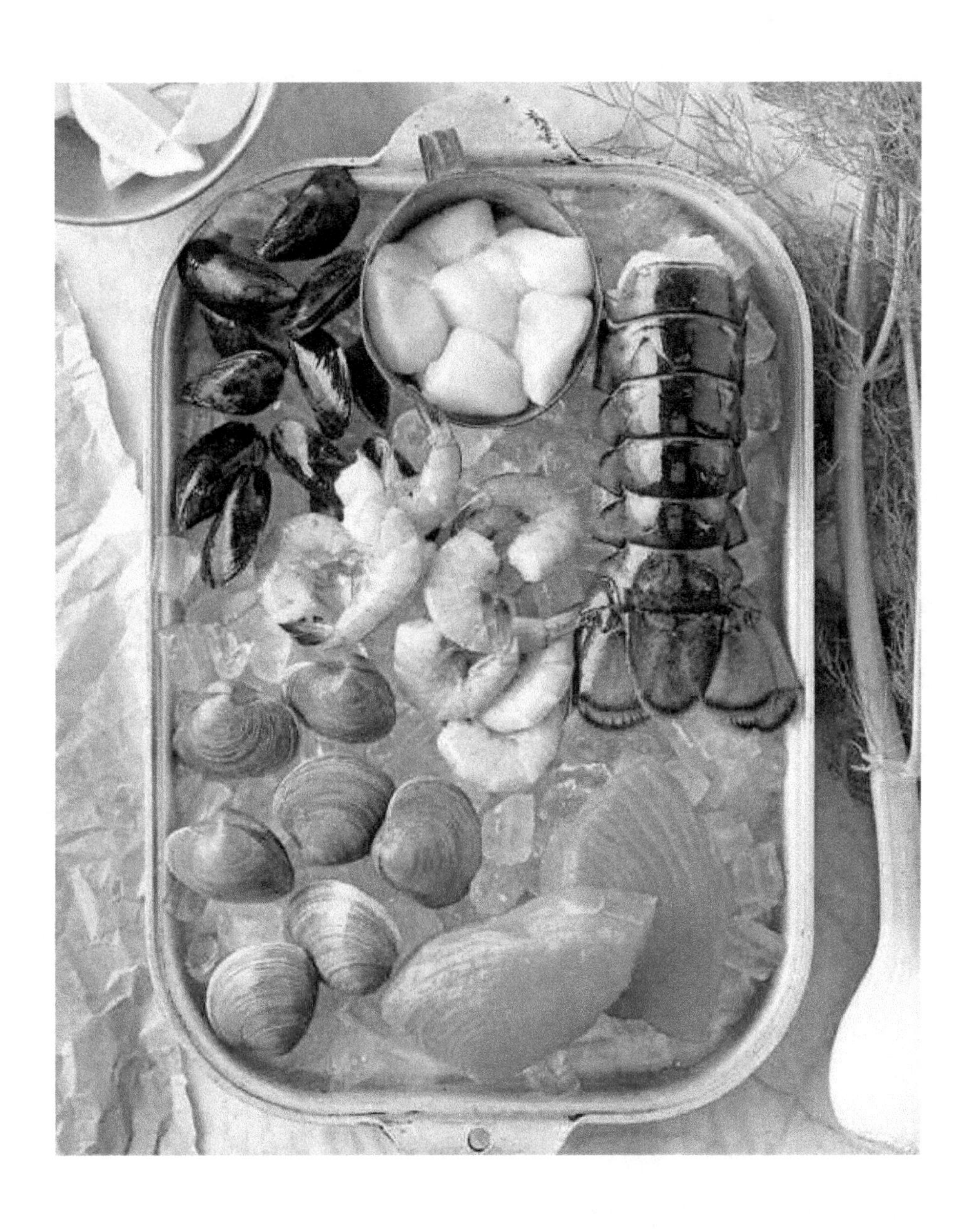

GRØNN HARISSA LAKS

FORBEREDELSE:25 minutter steking: 10 minutter grill: 8 minutter gjør: 4 porsjonerBILDE

EN STANDARD GRØNNSAKSSKRELLER BRUKESÅ BARBERE FERSK RÅ ASPARGES TIL TYNNE BÅND TIL SALATEN. KASTET MED LYS SITRUSVINAIGRETTE (SEOPPSKRIFT) OG TOPPET MED RØYKFYLTE RISTEDE SOLSIKKEFRØ, ER DET ET FORFRISKENDE TILBEHØR TIL LAKSEN OG DEN KRYDREDE GRØNNE URTESAUSEN.

LAKS

4 6- til 8-unse ferske eller frosne skinnfrie laksefileter, omtrent 1 tomme tykke

Oliven olje

HARISSA

1½ ts spisskummen frø

1½ ts korianderfrø

1 kopp tettpakkede ferske bladpersille

1 kopp grovhakket fersk koriander (blader og stilker)

2 jalapeños, frøsådd og grovhakket (seTips)

1 løkløk, kuttet opp

2 fedd hvitløk

1 ts finrevet sitronskall

2 ss fersk sitronsaft

⅓ kopp olivenolje

KRYDRET SOLSIKKEFRØ

⅓ kopp rå solsikkefrø

1 ts olivenolje

1 ts røykkrydder (seoppskrift)

SALAT

12 store aspargesspyd, trimmet (ca. 1 pund)

⅓ kopp Bright Citrus Vinaigrette (seoppskrift)

1. Tin fisk, hvis frossen; tørk med papirhåndklær. Pensle begge sider av fisken lett med olivenolje. Sette til side.

2. For harissa, rist spisskummen og korianderfrø i en liten panne på middels lav varme i 3 til 4 minutter eller til de er lett ristet og velduftende. Kombiner ristet spisskummen og korianderfrø, persille, koriander, jalapeños, løkløk, hvitløk, sitronskall, sitronsaft og olivenolje i en foodprosessor. Bearbeid til glatt. Sette til side.

3. For krydret solsikkefrø, forvarm ovnen til 300 °F. Kle en stekeplate med bakepapir; sette til side. Kombiner solsikkefrø og 1 ts olivenolje i en liten bolle. Dryss Smoky Seasoning over frøene; rør for å belegge. Fordel solsikkekjerner jevnt på bakepapiret. Stek i ca 10 minutter eller til de er lett ristet.

4. For en kull- eller gassgrill, plasser laksen på en smurt grillrist direkte over middels varme. Dekk til og grill i 8 til 12 minutter eller til fisken begynner å flake når den testes med en gaffel, snu en gang halvveis gjennom grillingen.

5. I mellomtiden, for salat, bruk en grønnsaksskreller, barber aspargesspyd i lange tynne bånd. Overfør til et fat eller middels bolle. (Spissene vil løsne når spydene blir tynnere; legg dem på fat eller bolle.) Drypp Bright Citrus Vinaigrette over barberte spyd. Dryss over krydrede solsikkekjerner.

6. For å servere legger du en filet på hver av fire tallerkener; øs litt av den grønne harissaen på hver filet. Server med barbert aspargessalat.

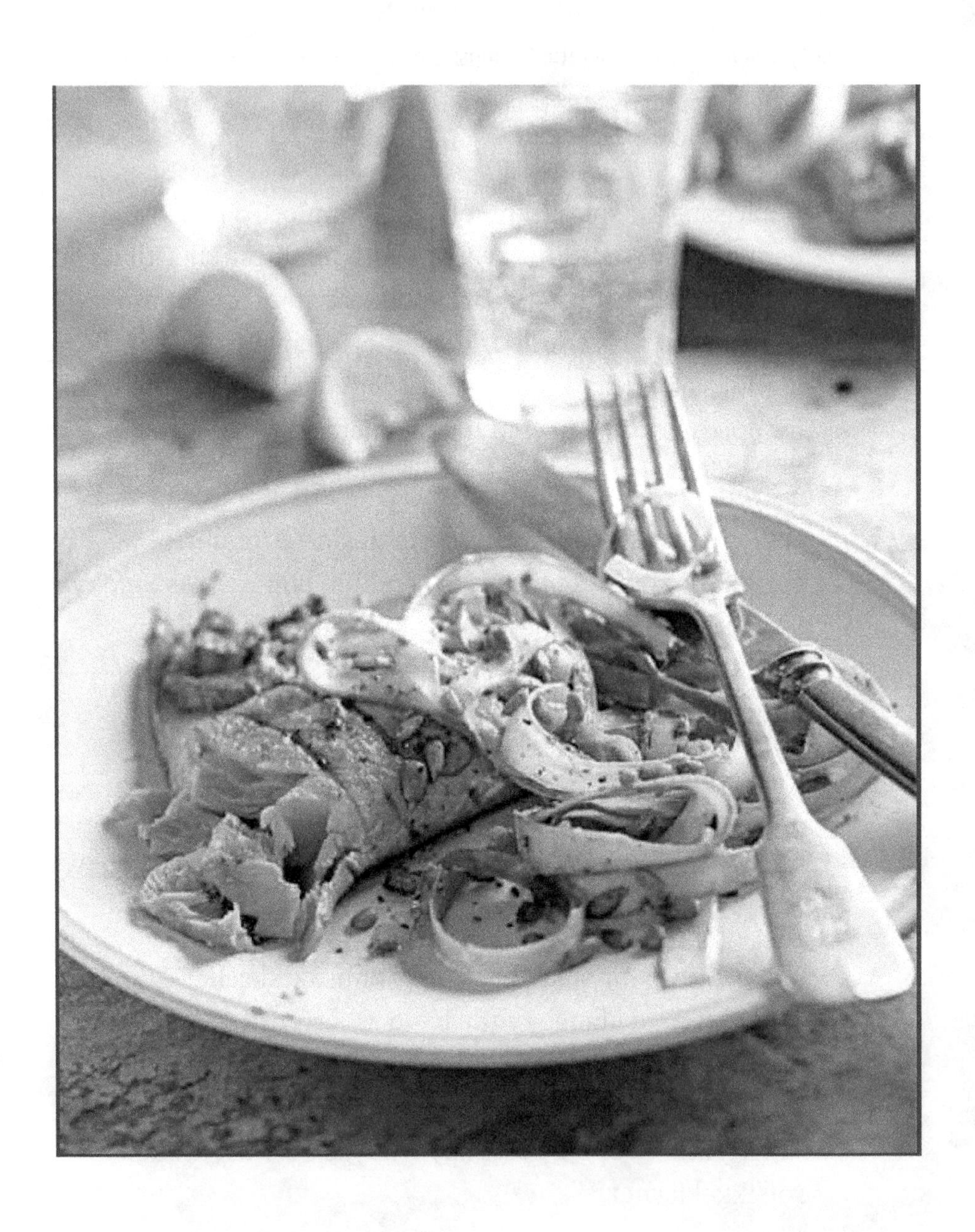

GRILLET LAKS MED MARINERT ARTISJOKKHJERTESALAT

FORBEREDELSE:20 minutter grill: 12 minutter gjør: 4 porsjoner

OFTE DE BESTE VERKTØYENE FOR Å KASTE EN SALATER HENDENE DINE. Å FÅ DE MØRE SALATENE OG DE GRILLEDE ARTISJOKKENE TIL Å BLI JEVNT INN I DENNE SALATEN GJØRES BEST MED RENE HENDER.

4 6-unse ferske eller frosne laksefileter

1 9-unse pakke frosne artisjokkhjerter, tint og drenert

5 ss olivenolje

2 ss hakket sjalottløk

1 ss finrevet sitronskall

¼ kopp fersk sitronsaft

3 ss oppkuttet fersk oregano

½ ts nykvernet sort pepper

1 ss middelhavskrydder (seoppskrift)

1 5-unse pakke blandet babysalat

1. Tin fisk, hvis den er frossen. skyll fisk; tørk med papirhåndklær. Sett fisken til side.

2. Bland artisjokkhjerter i en middels bolle med 2 ss olivenolje; sette til side. Kombiner 2 ss olivenolje, sjalottløk, sitronskall, sitronsaft og oregano i en stor bolle; sette til side.

3. For en kull- eller gassgrill legger du artisjokkhjertene i en grillkurv og griller direkte på middels høy varme. Dekk til og grill i 6 til 8 minutter eller til de er pent forkullet og gjennomvarmet, rør ofte. Fjern artisjokker fra grillen. La avkjøles i 5 minutter, og tilsett deretter artisjokker i

sjalottløkblandingen. Smak til med pepper; kaste til belegg. Sette til side.

4. Pensle laksen med de resterende 1 ss olivenolje; dryss over middelhavskrydderet. Plasser laksen på grillristen, med krydret sider ned, rett over middels høy varme. Dekk til og grill i 6 til 8 minutter eller til fisken begynner å flake når den testes med en gaffel, snu forsiktig en gang halvveis gjennom grillingen.

5. Legg salat i bollen med marinerte artisjokker; kast forsiktig for å belegge. Server salat med grillet laks.

FLASH-STEKT CHILE-SALVIE LAKS MED GRØNN TOMATSALSA

FORBEREDELSE:35 minutter avkjøling: 2 til 4 timer steking: 10 minutter gir: 4 porsjoner

"FLASH-ROASTING" REFERERER TIL TEKNIKKENÅ VARME OPP EN TØRR STEKEPANNE I OVNEN VED HØY TEMPERATUR, TILSETTE LITT OLJE OG FISKEN, KYLLINGEN ELLER KJØTTET (DET SYDER!), OG DERETTER FULLFØRE RETTEN I OVNEN. FLASH-STEKING REDUSERER TILBEREDNINGSTIDEN OG SKAPER EN DEILIG, SPRØ SKORPE PÅ UTSIDEN – OG ET SAFTIG, SMAKFULLT INTERIØR.

LAKS

4 5- til 6-unse ferske eller frosne laksefileter

3 ss olivenolje

¼ kopp finhakket løk

2 fedd hvitløk, skrellet og skåret i skiver

1 ss malt koriander

1 ts malt spisskummen

2 ts søt paprika

1 ts tørket oregano, knust

¼ ts kajennepepper

⅓ kopp fersk limejuice

1 ss oppkuttet fersk salvie

GRØNN TOMATSALSA

1½ kopper faste grønne tomater i terninger

⅓ kopp finhakket rødløk

2 ss oppskåret fersk koriander

1 jalapeño, frøet og hakket (seTips)

1 fedd hvitløk, finhakket

½ ts malt spisskummen

¼ ts chilipulver

2 til 3 ss fersk limejuice

1. Tin fisk, hvis den er frossen. skyll fisk; tørk med papirhåndklær. Sett fisken til side.

2. For chili-salviepasta, kombinere 1 ss olivenolje, løk og hvitløk i en liten kjele. Kok over lav varme i 1 til 2 minutter eller til dufter. Rør inn koriander og spisskummen; kok og rør i 1 minutt. Rør inn paprika, oregano og kajennepepper; kok og rør i 1 minutt. Tilsett limejuice og salvie; kok og rør rundt 3 minutter eller bare til en jevn pasta dannes; kul.

3. Bruk fingrene og belegg begge sider av filetene med chili-salviepasta. Plasser fisken i et glass eller et ikke-reaktivt fat; dekk godt med plastfolie. Avkjøl i 2 til 4 timer.

4. I mellomtiden, for salsa, kombinerer du tomater, løk, koriander, jalapeño, hvitløk, spisskummen og chilipulver i en middels bolle. Rør godt for å blande. Drypp med limejuice; kaste til belegg.

4. Bruk en gummispatel og skrap så mye pasta du kan av laksen. Kast pastaen.

5. Sett en ekstra stor støpejernsgryte i ovnen. Sett ovnen til 500°F. Forvarm ovnen med stekepanne i.

6. Ta den varme pannen ut av ovnen. Hell 1 ss olivenolje i pannen. Tipp pannen for å dekke bunnen av pannen med olje. Legg filetene i pannen med skinnsiden ned. Pensle toppen av filetene med de resterende 1 ss olivenolje.

7. Stek laks i ca 10 minutter eller til fisken begynner å flake når den testes med en gaffel. Server fisk med salsa.

STEKT LAKS OG ASPARGES EN PAPILLOTE MED SITRON-HASSELNØTTPESTO

FORBEREDELSE:20 minutter stek: 17 minutter gjør: 4 porsjoner

MATLAGING "EN PAPILLOTE" BETYR GANSKE ENKELT MATLAGING PÅ PAPIR.DET ER EN VAKKER MÅTE Å LAGE MAT PÅ AV MANGE GRUNNER. FISKEN OG GRØNNSAKENE DAMPER INNE I PERGAMENTPAKKEN, FORSEGLER I JUICE, SMAK OG NÆRINGSSTOFFER – OG DET ER INGEN GRYTER OG PANNER Å VASKE ETTERPÅ.

4 6-unse ferske eller frosne laksefileter

1 kopp lettpakket ferske basilikumblader

1 kopp lettpakket fersk persilleblad

½ kopp hasselnøtter, ristet*

5 ss olivenolje

1 ts finrevet sitronskall

2 ss fersk sitronsaft

1 fedd hvitløk, hakket

1 pund slanke asparges, trimmet

4 ss tørr hvitvin

1. Tin laks, hvis den er frossen. skyll fisk; tørk med papirhåndklær. Forvarm ovnen til 400°F.

2. For pesto, bland basilikum, persille, hasselnøtter, olivenolje, sitronskall, sitronsaft og hvitløk i en blender eller foodprosessor. Dekk til og bland eller bearbeid til glatt; sette til side.

3. Klipp fire 12-tommers firkanter med bakepapir. For hver pakke legger du en laksefilet i midten av en pergamentfirkant. Topp med en fjerdedel av aspargesen og 2 til 3 ss pesto; drypp med 1 ss vin. Ta opp to motsatte sider av bakepapiret og brett sammen flere ganger over fisken. Brett endene av pergamentet for å forsegle. Gjenta for å lage tre pakker til.

4. Stek i 17 til 19 minutter eller til fisken begynner å flake når den testes med en gaffel (åpne pakken forsiktig for å sjekke om den er ferdig).

*Tips: For å riste hasselnøtter, forvarm ovnen til 350°F. Fordel nøtter i et enkelt lag i en grunne stekepanne. Stek i 8 til 10 minutter eller til de er lett ristet, rør en gang for å riste jevnt. Avkjøl nøttene litt. Legg varme nøtter på et rent kjøkkenhåndkle; gni med håndkleet for å fjerne de løse skinnene.

KRYDDERGNIDD LAKS MED SOPP-EPLESAUS

START TIL SLUTT:40 minutter gjør: 4 porsjoner

HELE DENNE LAKSEFILETENTOPPET MED EN BLANDING AV SAUTERT SOPP, SJALOTTLØK, RØDSKALLEDE EPLESKIVER – OG SERVERT PÅ EN SENG AV LYSEGRØNN SPINAT – GJØR EN IMPONERENDE RETT Å SERVERE TIL GJESTENE.

1 1½ pund fersk eller frossen hel laksefilet, skinn på

1 ts fennikelfrø, finknust*

½ ts tørket salvie, knust

½ ts malt koriander

¼ ts tørr sennep

¼ teskje svart pepper

2 ss olivenolje

1½ kopper fersk cremini-sopp, delt i kvarte

1 middels sjalottløk, veldig tynne skiver

1 lite kokeeple, delt i kvarte, kjernehuset og i tynne skiver

¼ kopp tørr hvitvin

4 kopper fersk spinat

Små kvister fersk salvie (valgfritt)

1. Tin laks, hvis den er frossen. Forvarm ovnen til 425°F. Kle en stor stekeplate med bakepapir; sette til side. skyll fisk; tørk med papirhåndklær. Legg laksen med skinnsiden ned på tilberedt bakeplate. Kombiner fennikelfrø, ½ ts tørket salvie, koriander, sennep og pepper i en liten bolle. Dryss jevnt over laksen; gni inn med fingrene.

2. Mål tykkelsen på fisken. Stek laks i 4 til 6 minutter per ½ tomme tykkelse eller til fisken begynner å flake når den testes med en gaffel.

3. I mellomtiden, for pansaus, varm opp olivenolje i en stor panne på middels varme. Tilsett sopp og sjalottløk; kok i 6 til 8 minutter eller til soppen er mør og begynner å bli brun, rør av og til. Tilsett eple; dekk til og kok og rør i 4 minutter til. Tilsett vin forsiktig. Kok uten lokk i 2 til 3 minutter eller til epleskivene er akkurat møre. Bruk en hullsleiv, overfør soppblandingen til en middels bolle; dekk for å holde varmen.

4. Kok spinaten i samme panne i 1 minutt eller til spinaten er så vidt visnet, mens du rører konstant. Fordel spinat på fire serveringsfat. Skjær laksefilet i fire like deler, skjær til, men ikke gjennom, skinnet. Bruk en stor slikkepott for å løfte lakseporsjoner av huden; legg en lakseporsjon på spinat på hver tallerken. Hell soppblandingen jevnt over laksen. Om ønskelig, pynt med fersk salvie.

*Tips: Bruk en morter og stamper eller krydderkvern for å finknuse fennikelfrøene.

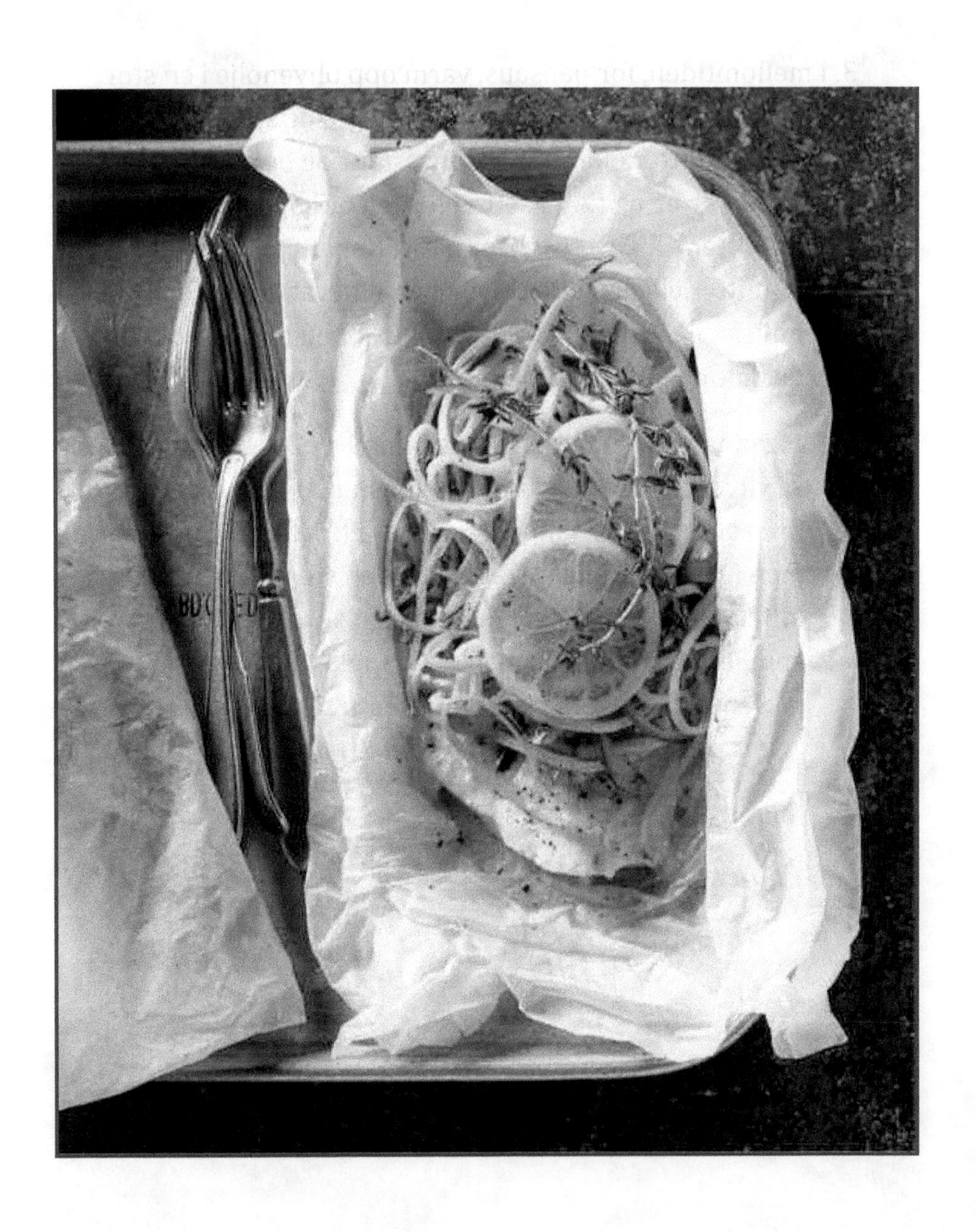

SOLE EN PAPILLOTE MED JULIENNE-GRØNNSAKER

FORBEREDELSE:30 minutter steking: 12 minutter gjør: 4 porsjonerBILDE

DU KAN SIKKERT JULIENNE GRØNNSAKERMED EN GOD SKARP KOKKEKNIV, MEN DET ER VELDIG TIDKREVENDE. EN JULIENNESKRELLER (SE"UTSTYR") GJØR DET RASKT Å LAGE LANGE, TYNNE, KONSEKVENT FORMEDE STRIMLER AV GRØNNSAKER.

4 6-unse fersk eller frossen tunge, flyndre eller andre faste hvite fiskefileter

1 zucchini, julienne kuttet

1 stor gulrot, kutt i julienne

½ av en rødløk, kutt i julienne

2 roma tomater, frøet og finhakket

2 fedd hvitløk, finhakket

1 ss olivenolje

½ ts sort pepper

1 sitron, kuttet i 8 tynne skiver, frøene fjernet

8 kvister fersk timian

4 ts olivenolje

¼ kopp tørr hvitvin

1. Tin fisk, hvis den er frossen. Forvarm ovnen til 375°F. Kombiner squash, gulrot, løk, tomater og hvitløk i en stor bolle. Tilsett 1 ss olivenolje og ¼ teskje av pepperen; bland godt for å kombinere. Sett grønnsakene til side.

2. Klipp fire 14-tommers firkanter med bakepapir. skyll fisk; tørk med papirhåndklær. Legg en filet i midten av hver rute. Dryss over den resterende ¼ ts pepper. Anrett grønnsaker, sitronskiver og timiankvister på toppen av

filetene, del jevnt. Drypp hver stabel med 1 ts olivenolje og 1 ss hvitvin.

3. Arbeid med en pakke om gangen, ta opp to motsatte sider av bakepapiret og brett sammen flere ganger over fisken. Brett endene av pergamentet for å forsegle.

4. Ordne pakker på en stor stekeplate. Stek i ca. 12 minutter eller til fisken begynner å flake når den testes med en gaffel (åpne pakken forsiktig for å sjekke om den er ferdig).

5. For å servere, legg hver pakke på en middagstallerken; åpne pakkene forsiktig.

ARUGULA PESTO FISH TACOS MED SMOKY LIME CREAM

FORBEREDELSE:30 minutter grilling: 4 til 6 minutter per ½ tomme tykkelse gir: 6 porsjoner

DU KAN ERSTATTE TORSK MED TUNGE– BARE IKKE TILAPIA. TILAPIA ER DESSVERRE ET AV DE VERSTE VALGENE FOR FISK. DEN ER NESTEN UNIVERSELT OPPDRETTET PÅ GÅRDEN OG OFTE UNDER FORFERDELIGE FORHOLD - SÅ MENS TILAPIA ER NESTEN ALLESTEDSNÆRVÆRENDE, BØR DEN UNNGÅS.

4 4- til 5-unse ferske eller frosne tungefileter, omtrent ½ tomme tykke

1 oppskrift Arugula Pesto (seoppskrift)

½ kopp cashewkrem (seoppskrift)

1 ts røykkrydder (seoppskrift)

½ ts finrevet limeskall

12 smørhodesalatblader

1 moden avokado, halvert, frøsådd, skrellet og kuttet i tynne skiver

1 kopp hakket tomat

¼ kopp oppkuttet fersk koriander

1 lime, kuttet i terninger

1. Tin fisk, hvis den er frossen. skyll fisk; tørk med papirhåndklær. Sett fisken til side.

2. Gni litt av ruccola-pestoen på begge sider av fisken.

3. For en kull- eller gassgrill, plasser fisken på en smurt rist direkte over middels varme. Dekk til og grill i 4 til 6 minutter eller til fisken begynner å flake når den testes med en gaffel, snu en gang halvveis gjennom grillingen.

4. I mellomtiden, for Smoky Lime Cream, rør sammen Cashew Cream, Smoky Seasoning og limeskall i en liten bolle.
5. Bruk en gaffel, del fisken i biter. Fyll smørhodebladene med fisk, avokadoskiver og tomat; dryss over koriander. Drypp taco med Smoky Lime Cream. Server med limebåter til å presse over taco.

MANDELSKORPET SÅLE

FORBEREDELSE:15 minutter koking: 3 minutter gjør: 2 porsjoner

BARE LITT MANDELMELSKAPER EN FIN SKORPE PÅ DENNE EKSTREMT HURTIGSTEKTE PANNESTEKTE FISKEN SERVERT MED KREMAKTIG DILLET MAJONES OG EN SKVIS FERSK SITRON.

12 gram ferske eller frosne tungefileter

1 ss sitron-urtekrydder (seoppskrift)

¼ til ½ ts sort pepper

⅓ kopp mandelmel

2 til 3 ss olivenolje

¼ kopp Paleo Mayo (seoppskrift)

1 ts oppkuttet fersk dill

Sitronskiver

1. Tin fisk, hvis den er frossen. skyll fisk; tørk med papirhåndklær. I en liten bolle rør sammen sitron-urtekrydder og pepper. Dekk begge sider av filetene med krydderblanding, trykk lett for å feste. Fordel mandelmel på en stor tallerken. Drys den ene siden av hver filet i mandelmelet, trykk lett for å feste seg.

2. Varm opp nok olje i en stor stekepanne til å dekke pannen over middels høy varme. Legg til fisk med belagte sider ned. Kok i 2 minutter. Snu fisk forsiktig; kok ca 1 minutt til eller til fisken begynner å flake når den testes med en gaffel.

3. For saus, rør sammen Paleo Mayo og dill i en liten bolle. Server fisken med saus og sitronbåter.

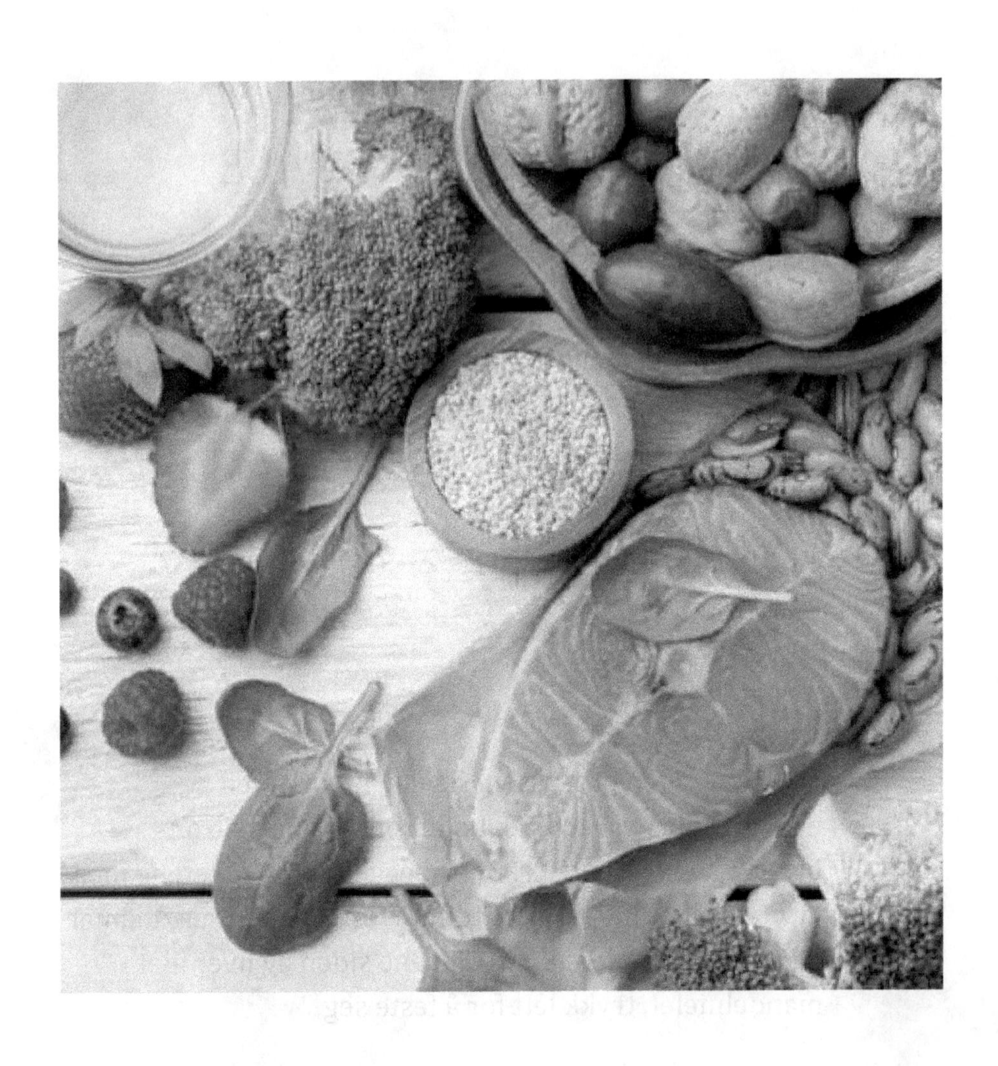

GRILLET TORSK OG ZUCCHINI-PAKKER MED KRYDRET MANGO-BASILIKUMSAUS

FORBEREDELSE:20 minutter grill: 6 minutter gjør: 4 porsjoner

1 til 1½ pund fersk eller frossen torsk, ½ til 1 tomme tykk

4 24-tommers lange stykker 12-tommers bred folie

1 middels zucchini, kuttet i julienne strimler

Sitron-urtekrydder (seoppskrift)

¼ kopp Chipotle Paleo Mayo (seoppskrift)

1 til 2 ss moset moden mango*

1 ss fersk lime- eller sitronsaft eller risvinseddik

2 ss oppskåret fersk basilikum

1. Tin fisk, hvis den er frossen. skyll fisk; tørk med papirhåndklær. Skjær fisken i fire porsjonsstørrelser.
2. Brett hvert stykke folie i to for å lage en 12-tommers firkant med dobbel tykkelse. Plasser én porsjon fisk i midten av en foliefirkant. Topp med en fjerdedel av zucchinien. Dryss med sitron-urtekrydder. Ta opp to motsatte sider av folien og brett flere ganger over zucchini og fisk. Brett endene av folien. Gjenta for å lage tre pakker til. For saus, rør sammen Chipotle Paleo Mayo, mango, limejuice og basilikum i en liten bolle; sette til side.
3. For en kullgrill eller gassgrill, plasser pakker på den oljede grillristen direkte over middels varme. Dekk til og grill i 6 til 9 minutter eller til fisken begynner å flake når den testes med en gaffel og courgette er sprø-mør (åpne pakken forsiktig for å teste om den er ferdig). Ikke snu pakker mens du griller. Topp hver porsjon med saus.

*Tips: For mangopuré, bland ¼ kopp hakket mango og 1 ss vann i en blender. Dekk til og bland til jevn. Tilsett eventuelle rester av purert mango i en smoothie.

RIESLING-POSJERT TORSK MED PESTOFYLTE TOMATER

FORBEREDELSE:30 minutter koking: 10 minutter gjør: 4 porsjoner

1 til 1½ pund ferske eller frosne torskefileter, omtrent 1 tomme tykke

4 roma tomater

3 ss basilikumpesto (seoppskrift)

¼ ts knust svart pepper

1 kopp tørr Riesling eller Sauvignon Blanc

1 kvist frisk timian eller ½ ts tørket timian, knust

1 laurbærblad

½ kopp vann

2 ss hakket løkløk

Sitronskiver

1. Tin fisk, hvis den er frossen. Skjær tomater i to horisontalt. Skrap ut frøene og litt av kjøttet. (Om nødvendig for at tomaten skal sitte flatt, skjær en veldig tynn skive av enden, pass på at du ikke lager hull i bunnen av tomaten.) Hell litt pesto i hver tomathalvdel; dryss med sprukket pepper; sette til side.

2. Skyll fisk; tørk med papirhåndklær. Skjær fisken i fire stykker. Legg en steamer-kurv i en stor gryte med tettsittende lokk. Tilsett ca ½ tomme vann i pannen. Kok opp; reduser varmen til middels. Legg tomatene, de kuttede sidene opp, i kurven. Dekk til og damp i 2 til 3 minutter eller til den er gjennomvarmet.

3. Fjern tomater til en tallerken; dekk for å holde varmen. Fjern steamer kurven fra pannen; kast vann. Tilsett vin, timian, laurbærblad og ½ kopp vann i pannen. Kok opp; reduser varmen til middels lav. Tilsett fisk og løk. La

småkoke, dekket, i 8 til 10 minutter eller til fisken begynner å flake når den testes med en gaffel.

4. Drypp fisken med litt av posjerevæsken. Server fisken med pestofylte tomater og sitronbåter.

STEKT PISTASJ-KORIANDER-SKORPE TORSK OVER KNUSTE SØTPOTETER

FORBEREDELSE:20 minutter koking: 10 minutter stek: 4 til 6 minutter per ½ tomme tykkelse gjør: 4 porsjoner

1 til 1½ pund fersk eller frossen torsk

Olivenolje eller raffinert kokosolje

2 ss malte pistasjnøtter, pekannøtter eller mandler

1 eggehvite

½ ts finrevet sitronskall

1½ pund søtpoteter, skrelt og kuttet i biter

2 fedd hvitløk

1 ss kokosolje

1 ss revet fersk ingefær

½ ts malt spisskummen

¼ kopp kokosmelk (som Nature's Way)

4 ts Cilantro Pesto eller Basilikum Pesto (seoppskrifter)

1. Tin fisk, hvis den er frossen. Forvarm slaktekylling. Oljestativ på en broilerpanne. Kombiner malte nøtter, eggehvite og sitronskall i en liten bolle; sette til side.

2. For de knuste søtpotetene, kok søtpoteter og hvitløk i en middels kjele i nok kokende vann til å dekke i 10 til 15 minutter eller til de er møre. Avløp; ha søtpoteter og hvitløk tilbake i kasserollen. Mos søtpoteter med en potetstapper. Rør inn 1 ss kokosolje, ingefær og spisskummen. Mos i kokosmelk til det er lett og luftig.

3. Skyll fisk; tørk med papirhåndklær. Skjær fisken i fire stykker og legg på den tilberedte uoppvarmede risten i en broilerpanne. Stikk under eventuelle tynne kanter. Smør hver bit med Cilantro Pesto. Hell nøtteblanding på pesto

og fordel forsiktig. Stek fisken 4 tommer fra varmen i 4 til 6 minutter per ½-tommers tykkelse eller til fisken begynner å flake når den testes med en gaffel, dekk til med folie under steking hvis belegget begynner å brenne. Server fisk med søtpoteter.

ROSMARIN- OG MANDARINTORSK MED STEKT BROKKOLI

FORBEREDELSE:15 minutter mariner: opptil 30 minutter baking: 12 minutter gjør: 4 porsjoner

1 til 1½ pund fersk eller frossen torsk

1 ts finrevet mandarinskall

½ kopp fersk mandarin eller appelsinjuice

4 ss olivenolje

2 ts oppkuttet fersk rosmarin

¼ til ½ teskje knust svart pepper

1 ts finrevet mandarinskall

3 kopper brokkolibuketter

¼ ts knust rød pepper

Mandarinskiver, frø fjernet

1. Forvarm ovnen til 450°F. Tin fisk, hvis den er frossen. skyll fisk; tørk med papirhåndklær. Skjær fisken i fire porsjonsstørrelser. Mål tykkelsen på fisken. Kombiner mandarinskall, mandarinjuice, 2 ss olivenolje, rosmarin og sort pepper i en grunne tallerken. tilsett fisk. Dekk til og mariner i kjøleskapet i opptil 30 minutter.

2. I en stor bolle blander du brokkoli med de resterende 2 ss olivenolje og den knuste røde paprikaen. Legg i en 2-liters ildfast form.

3. Pensle en grunn stekepanne lett med ekstra olivenolje. Tøm fisken, behold marinaden. Legg fisken i pannen, stikk under eventuelle tynne kanter. Sett fisk og brokkoli i ovnen. Stek brokkoli i 12 til 15 minutter eller til den er sprø, rør en gang halvveis i tilberedningen. Stek fisken i 4

til 6 minutter per ½-tommers tykkelse av fisken eller til fisken begynner å flake når den testes med en gaffel.

4. I en liten kjele bringes reservert marinade til å koke; kok i 2 minutter. Drypp marinaden over den kokte fisken. Server fisk med brokkoli og mandarinskiver.

CURRIED COD SALAT WRAPS MED SYLTEDE REDDIKER

FORBEREDELSE:20 minutter stå: 20 minutter koking: 6 minutter gjør: 4 porsjonerBILDE

1 pund ferske eller frosne torskefileter

6 reddiker, grovt strimlet

6 til 7 ss cider eddik

½ ts knust rød pepper

2 ss uraffinert kokosolje

¼ kopp mandelsmør

1 fedd hvitløk, finhakket

2 ts finrevet ingefær

2 ss olivenolje

1½ til 2 ts karripulver uten tilsatt salt

4 til 8 smørhodesalatblader eller bladsalatblader

1 rød paprika, kuttet i julienne strimler

2 ss oppskåret fersk koriander

1. Tin fisk, hvis den er frossen. Kombiner reddiker, 4 ss eddik og ¼ ts knust rød pepper i en middels bolle; la stå i 20 minutter, rør av og til.

2. For mandelsmørsaus, i en liten kjele smelt kokosolje over svak varme. Rør inn mandelsmør til en jevn masse. Rør inn hvitløk, ingefær og resterende ¼ ts knust rød pepper. Fjern fra varme. Tilsett de resterende 2 til 3 ss cider eddik, rør til jevn; sette til side. (Saus vil tykne litt når eddik tilsettes.)

3. Skyll fisk; tørk med papirhåndklær. Varm opp olivenolje og karri i en stor panne på middels varme. Legg til fisk; stek i 3 til 6 minutter eller til fisken begynner å flake når den

testes med en gaffel, snu en gang halvveis i steketiden. Bruk to gafler og flak fisken grovt.

4. Tøm reddiker; kast marinaden. Hell litt av fisken, paprikastrimlene, reddikblandingen og mandelsmørsausen i hvert salatblad. Dryss over koriander. Pakk bladet rundt fyllet. Hvis ønskelig, fest omslag med tannpirkere av tre.

STEKT HYSE MED SITRON OG FENNIKEL

FORBEREDELSE:25 minutter stek: 50 minutter gjør: 4 porsjoner

HYSE, SEI OG TORSK HAR ALLEMILDT SMAKSATT FAST HVITT KJØTT. DE ER UTSKIFTBARE I DE FLESTE OPPSKRIFTER, INKLUDERT DENNE ENKLE RETTEN MED BAKT FISK OG GRØNNSAKER MED URTER OG VIN.

4 6-unse fersk eller frossen hyse, sei eller torskefileter, omtrent ½ tomme tykke

1 stor fennikelløk, kjerneskåret og oppskåret, bladene reservert og hakket

4 mellomstore gulrøtter, kuttet i to vertikalt og skåret i 2- til 3-tommers lange biter

1 rødløk, halvert og skåret i skiver

2 fedd hvitløk, finhakket

1 sitron, i tynne skiver

3 ss olivenolje

½ ts sort pepper

¾ kopp tørr hvitvin

2 ss finkuttet fersk persille

2 ss klippede ferske fennikelblader

2 ts finstrimlet sitronskall

1. Tin fisk, hvis den er frossen. Forvarm ovnen til 400°F. Kombiner fennikel, gulrøtter, løk, hvitløk og sitronskiver i en 3-liters rektangulær bakebolle. Drypp med 2 ss olivenolje og dryss over ¼ ts pepper; kaste til belegg. Hell vin i fatet. Dekk fatet med folie.

2. Stek i 20 minutter. avdekke; rør grønnsaksblandingen. Stek 15 til 20 minutter mer eller til grønnsakene er sprø-møre. Rør grønnsaksblandingen. Dryss fisken med den resterende ¼ ts pepper; legg fisken på toppen av grønnsaksblandingen. Drypp med de resterende 1 ss

olivenolje. Stek ca 8 til 10 minutter eller til fisken begynner å flake når den testes med en gaffel.

3. Bland persille, fennikelblader og sitronskall i en liten bolle. For å servere deler du fisk- og grønnsaksblandingen mellom serveringsfat. Hell pannejuice over fisk og grønnsaker. Dryss over persilleblanding.

PECAN-CRUSTED SNAPPER MED REMOULADE OG CAJUN-STIL OKRA OG TOMATER

FORBEREDELSE:1 time koking: 10 minutter baking: 8 minutter gjør: 4 porsjoner

DENNE SELSKAPSVERDIGE FISKERETTENTAR LITT TID Å LAGE, MEN DE RIKE SMAKENE GJØR DET VEL VERDT DET. REMOULADEN – EN MAJONESBASERT SAUS TILSATT SENNEP, SITRON OG CAJUNKRYDDER OG KONFETTERT MED HAKKET RØD PAPRIKA, LØK OG PERSILLE – KAN LAGES DAGEN I FORVEIEN OG AVKJØLES.

4 ss olivenolje

½ kopp finhakkede pekannøtter

2 ss hakket fersk persille

1 ss hakket fersk timian

2 8-unse rød snapper-fileter, ½ tomme tykke

4 ts Cajun-krydder (seoppskrift)

½ kopp løk i terninger

½ kopp grønn søt pepper i terninger

½ kopp selleri i terninger

1 ss finhakket hvitløk

1 pund ferske okrabelger, kuttet i 1-tommers tykke skiver (eller fersk asparges, kuttet i 1-tommers lengder)

8 gram drue- eller cherrytomater, halvert

2 ts hakket fersk timian

Svart pepper

Rémoulade (se oppskrift til høyre)

1. Varm 1 ss olivenolje i en middels stekepanne over middels varme. Tilsett pekannøtter og rist ca. 5 minutter eller til de er gylne og duftende, rør ofte. Overfør pekannøtter til

en liten bolle og la avkjøles. Tilsett persille og timian og sett til side.

2. Forvarm ovnen til 400°F. Kle en stekeplate med bakepapir eller folie. Ordne snapperfiletene på stekeplaten med skinnsiden ned, og dryss hver med 1 ts Cajun-krydder. Bruk en konditorkost og dupp 2 ss olivenolje på filetene. Fordel pecanblandingen jevnt mellom filetene, press nøttene forsiktig på overflaten av fisken slik at de fester seg. Dekk alle de utsatte områdene av fiskefileten med nøtter hvis mulig. Stek fisken i 8 til 10 minutter eller til den flaker seg lett med tuppen av en kniv.

3. Varm opp de resterende 1 ss olivenolje i en stor panne på middels høy varme. Tilsett løk, paprika, selleri og hvitløk. Kok og rør i 5 minutter eller til grønnsakene er sprø-møre. Tilsett okra i skiver (eller asparges hvis du bruker) og tomatene; kok i 5 til 7 minutter eller til okraen er sprø-mør og tomatene begynner å dele seg. Fjern fra varmen og smak til med timian og sort pepper. Server grønnsaker med snapper og Rémoulade.

Remoulade: Puls ½ kopp hakket rød paprika i en foodprosessor, ¼ kopp hakket løk og 2 ss hakket fersk persille til det er fint. Tilsett ¼ kopp Paleo Mayo (seoppskrift), ¼ kopp Dijon-stil sennep (seoppskrift), 1½ ts sitronsaft og ¼ ts Cajun-krydder (seoppskrift). Puls til kombinert. Ha over i en serveringsbolle og avkjøl til servering. (Remulade kan lages 1 dag i forveien og avkjøles.)

ESTRAGON TUNFISKBIFF MED AVOKADO-SITRON-AIOLI

FORBEREDELSE:25 minutter koking: 6 minutter gjør: 4 porsjonerBILDE

SAMMEN MED LAKS ER TUNFISK ENAV DE SJELDNE FISKESLAGENE SOM KAN FINHAKKES OG FORMES TIL BURGERE. VÆR FORSIKTIG SÅ DU IKKE OVERBEHANDLER TUNFISKEN I FOODPROSESSOREN – OVERPROSESSERING GJØR DEN SEIG.

1 pund ferske eller frosne skinnfrie tunfiskfileter

1 eggehvite, lett pisket

¾ kopp malt gyllent linfrømel

1 ss fersk klippet estragon eller dill

2 ss klippet fersk gressløk

1 ts finrevet sitronskall

2 ss linfrøolje, avokadoolje eller olivenolje

1 middels avokado, med frø

3 ss Paleo Mayo (seoppskrift)

1 ts finrevet sitronskall

2 ts fersk sitronsaft

1 fedd hvitløk, finhakket

4 gram babyspinat (ca. 4 kopper tettpakket)

⅓ kopp stekt hvitløksvinaigrette (seoppskrift)

1 Granny Smith eple, kjernet ut og kuttet i fyrstikkstore biter

¼ kopp hakkede ristede valnøtter (seTips)

1. Tin fisk, hvis den er frossen. skyll fisk; tørk med papirhåndklær. Skjær fisken i 1½-tommers biter. Legg fisken i en foodprosessor; bearbeid med av/på-pulser til den er finhakket. (Vær forsiktig så du ikke overbehandler, ellers vil du stivne pattyen.) Sett fisken til side.

2. Kombiner eggehvite, ¼ kopp av linfrømelet, estragon, gressløk og sitronskall i en middels bolle. Legg til fisk; rør forsiktig for å kombinere. Form fiskeblandingen til fire ½-tommers tykke bøffer.

3. Legg resterende ½ kopp linfrømel i en grunne tallerken. Dypp karbonader i linfrøblandingen, vend for å dekkes jevnt.

4. Varm olje over middels varme i en ekstra stor panne. Stek tunfiskbiffene i varm olje i 6 til 8 minutter eller til et termometer som er satt inn horisontalt i karbonadene, registrerer 160°F, snu en gang halvveis i steketiden.

5. I mellomtiden, for aïolien, bruk en gaffel i en middels bolle til å mose avokadoen. Tilsett Paleo Mayo, sitronskall, sitronsaft og hvitløk. Mos til det er godt blandet og nesten glatt.

6. Legg spinaten i en middels bolle. Drypp spinat med stekt hvitløksvinaigrette; kaste til belegg. For hver servering legger du en tunfiskpatte og en fjerdedel av spinaten på et serveringsfat. Topp tunfisk med litt av aïolien. Topp spinat med eple og valnøtter. Server umiddelbart.

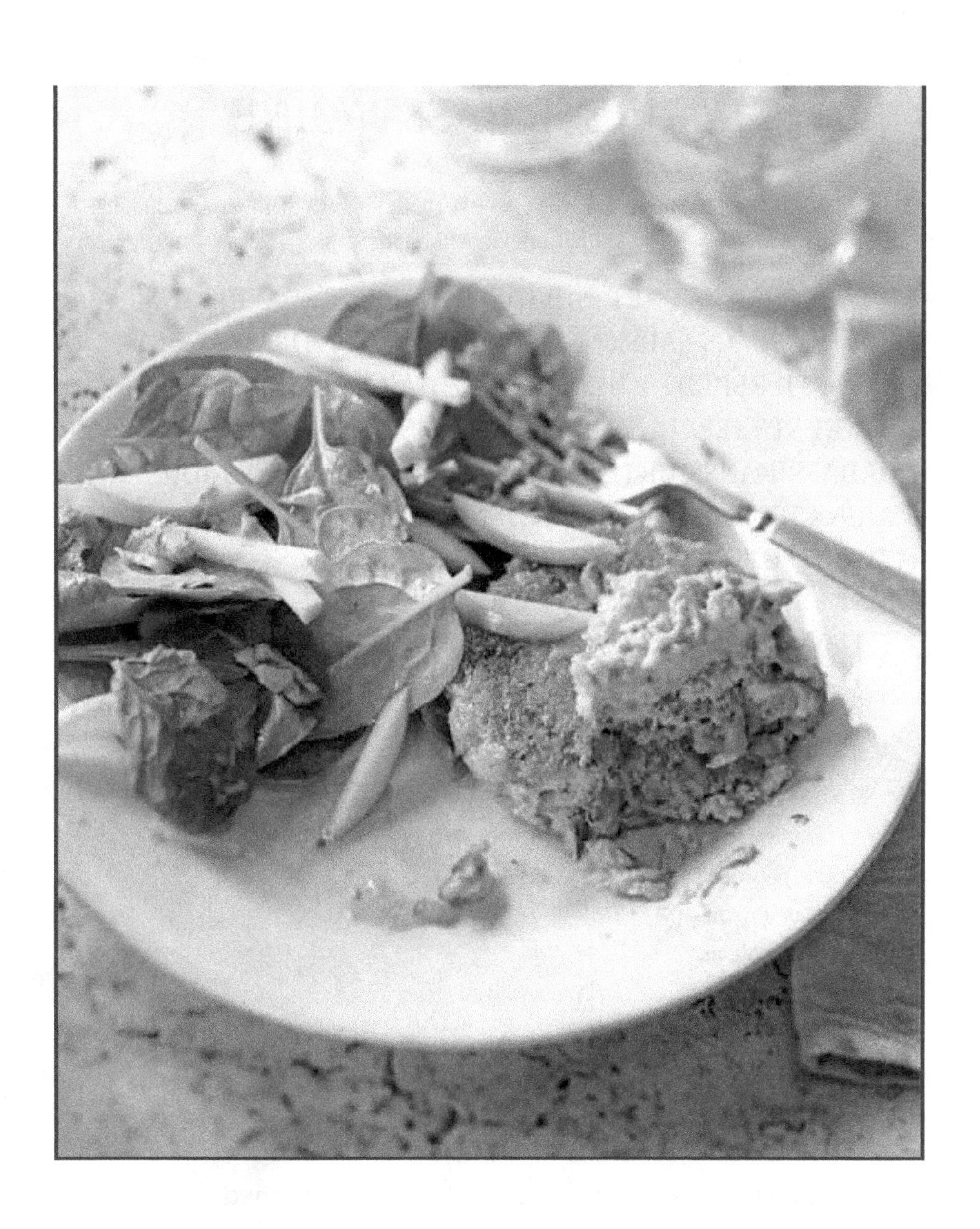

STRIPETE BASSTAGINE

FORBEREDELSE:50 minutter avkjøling: 1 til 2 timer koking: 22 minutter baking: 25 minutter gjør: 4 porsjoner

EN TAGINE ER NAVNET PÅBÅDE EN TYPE NORDAFRIKANSK RETT (EN SLAGS LAPSKAUS) OG DEN KJEGLEFORMEDE GRYTEN DEN ER TILBEREDT I. HVIS DU IKKE HAR EN, FUNGERER EN DEKKET STEKEPANNE HELT FINT. CHERMOULA ER EN TYKK NORDAFRIKANSK URTEPASTA SOM OFTEST BRUKES SOM MARINADE TIL FISK. SERVER DENNE FARGERIKE FISKERETTEN MED SØTPOTET- ELLER BLOMKÅLMOS.

4 6-unse ferske eller frosne stripete bass- eller kveitefileter, skinn på

1 haug koriander, hakket

1 ts finrevet sitronskall (sett til side)

¼ kopp fersk sitronsaft

4 ss olivenolje

5 fedd hvitløk, finhakket

4 ts malt spisskummen

2 ts søt paprika

1 ts malt koriander

¼ teskje malt anis

1 stor løk, skrelt, halvert og i tynne skiver

1 15-unse boks uten salt tilsatt ildstekte tomater i terninger, udrenert

½ kopp kyllingbeinbuljong (seoppskrift) eller kyllingbuljong uten salt

1 stor gul paprika, frøsådd og kuttet i ½-tommers strimler

1 stor oransje søt pepper, frøet og kuttet i ½-tommers strimler

1. Tin fisk, hvis den er frossen. skyll fisk; tørk med papirhåndklær. Legg fiskefileter i en grunn, ikke-metallisk bakebolle. Sett fisken til side.

2. For chermoula, bland koriander, sitronsaft, 2 ss olivenolje, 4 fedd hakket hvitløk, spisskummen, paprika, koriander og

anis i en blender eller liten foodprosessor. Dekk til og bearbeid til den er jevn.

3. Hell halvparten av chermoulaen over fisken, snu fisken slik at den dekker begge sider. Dekk til og avkjøl i 1 til 2 timer. Dekk gjenværende chermoula; la stå i romtemperatur til det trengs.

4. Forvarm ovnen til 325°F. Varm de resterende 2 ss olje over middels høy varme i en stor stekepanne. Tilsett løk; kok og rør i 4 til 5 minutter eller til de er møre. Rør inn de resterende 1 fedd hakket hvitløk; kok og rør i 1 minutt. Tilsett reservert chermoula, tomater, kyllingbeinbuljong, paprikastrimler og sitronskall. Kok opp; redusere varmen. La småkoke uten lokk i 15 minutter. Hvis ønskelig, overfør blandingen til tagine; topp med fisk og eventuell gjenværende chermoula fra retten. Dekke; stek i 25 minutter. Server umiddelbart.

KVEITE I HVITLØK-REKESAUS MED SOFFRITO COLLARD GREENS

FORBEREDELSE:30 minutter koking: 19 minutter gjør: 4 porsjoner

DET FINNES FLERE FORSKJELLIGE KILDER OG TYPER KVEITE,OG DE KAN VÆRE AV VIDT FORSKJELLIG KVALITET – OG FISKES UNDER SVÆRT FORSKJELLIGE FORHOLD. FISKENS BÆREKRAFT, MILJØET DEN LEVER I, OG FORHOLDENE DEN ER OPPDRETTET/FISKET UNDER, ER ALLE FAKTORER SOM BESTEMMER HVILKEN FISK SOM ER GODE VALG FOR KONSUM. BESØK NETTSTEDET TIL MONTEREY BAY AQUARIUM (WWW.SEAFOODWATCH.ORG) FOR DEN NYESTE INFORMASJONEN OM HVILKEN FISK DU SKAL SPISE OG HVILKE DU BØR UNNGÅ.

4 6-unse ferske eller frosne kveitefileter, omtrent 1 tomme tykke

Svart pepper

6 ss ekstra virgin olivenolje

½ kopp finhakket løk

¼ kopp rød paprika i terninger

2 fedd hvitløk, finhakket

¾ teskje røkt spansk paprika

½ ts hakket fersk oregano

4 kopper collard greener, stammet, skåret i ¼-tommers tykke bånd (ca. 12 gram)

⅓ kopp vann

8 gram mellomstore reker, skrellet, deveined og grovhakket

4 fedd hvitløk, i tynne skiver

¼ til ½ ts knust rød pepper

⅓ kopp tørr sherry

2 ss sitronsaft

¼ kopp hakket fersk persille

1. Tin fisk, hvis den er frossen. skyll fisk; tørk med papirhåndklær. Dryss fisk med pepper. Varm 2 ss olivenolje over middels varme i en stor panne. Legg til filetene; kok i 10 minutter eller til de er gyldenbrune og fiskeflak når de testes med en gaffel, snu en gang halvveis i tilberedningen. Ha fisken over på et fat og telt med folie for å holde seg varm.

2. Varm i en annen stor panne i mellomtiden 1 ss olivenolje over middels varme. Tilsett løk, søt pepper, 2 fedd hakket hvitløk, paprika og oregano; kok og rør i 3 til 5 minutter eller til de er møre. Rør inn collard greener og vannet. Dekk til og kok i 3 til 4 minutter eller til væsken har fordampet og grønnsakene er akkurat møre, rør av og til. Dekk til og hold varmt til servering.

3. For rekesaus, tilsett de resterende 3 ss olivenolje i pannen som brukes til å tilberede fisken. Tilsett rekene, 4 fedd oppskåret hvitløk og knust rød pepper. Kok og rør i 2 til 3 minutter eller til hvitløken begynner å bli gylden. Tilsett rekene; kok i 2 til 3 minutter til rekene er faste og rosa. Rør inn sherry og sitronsaft. Kok i 1 til 2 minutter eller til den er litt redusert. Rør inn persillen.

4. Fordel rekesaus mellom kveitefileter. Server med grønt.

SJØMAT BOUILLABAISSE

START TIL SLUTT: 1¾ TIMER GJØR: 4 PORSJONER

SOM ITALIENSK CIOPPINO, DENNE FRANSKE SJØMATGRYTENAV FISK OG SKALLDYR SER UT TIL Å REPRESENTERE ET UTVALG AV DAGENS FANGST KASTET I EN KJELE MED HVITLØK, LØK, TOMATER OG VIN. DEN KARAKTERISTISKE SMAKEN TIL BOUILLABAISSE ER IMIDLERTID SMAKSKOMBINASJONEN AV SAFRAN, FENNIKEL OG APPELSINSKALL.

1 pund fersk eller frossen kveitefilet uten skinn, kuttet i 1-tommers biter

4 ss olivenolje

2 kopper hakket løk

4 fedd hvitløk, knust

1 hode fennikel, kjernekledd og hakket

6 roma tomater, hakket

¾ kopp kyllingbeinbuljong (seoppskrift) eller kyllingbuljong uten salt

¼ kopp tørr hvitvin

1 kopp finhakket løk

1 hode fennikel, kjernehuset og finhakket

6 fedd hvitløk, finhakket

1 appelsin

3 roma tomater, finhakket

4 safran tråder

1 ss oppkuttet fersk oregano

1 pund smallneck muslinger, skrubbet og skylt

1 pund blåskjell, skjegg fjernet, skrubbet og skylt (seTips)

Finhakket fersk oregano (valgfritt)

1. Tin kveite, hvis den er frossen. skyll fisk; tørk med papirhåndklær. Sett fisken til side.

2. Varm opp 2 ss olivenolje over middels varme i en nederlandsk ovn på 6 til 8 liter. Tilsett 2 kopper hakket

løk, 1 hakket fennikelhode og 4 fedd knust hvitløk i gryten. Stek i 7 til 9 minutter eller til løken er mør, rør av og til. Tilsett 6 hakkede tomater og 1 hode hakket fennikel; kok i 4 minutter til. Tilsett kyllingbeinbuljong og hvitvin i gryten; småkoke i 5 minutter; avkjøl litt. Overfør grønnsaksblandingen til en blender eller foodprosessor. Dekk til og bland eller bearbeid til glatt; sette til side.

3. Varm opp de resterende 1 ss olivenolje i den samme nederlandske ovnen over middels varme. Tilsett 1 kopp finhakket løk, 1 finhakket fennikelhode og 6 fedd hakket hvitløk. Kok over middels varme 5 til 7 minutter eller til nesten møre, rør ofte.

4. Bruk en grønnsaksskreller for å fjerne skallet fra appelsinen i brede strimler; sette til side. Tilsett den purerte grønnsaksblandingen, 3 hakkede tomater, safran, oregano og appelsinskall i den nederlandske ovnen. Kok opp; reduser varmen for å opprettholde kokingen. Tilsett muslinger, blåskjell og fisk; rør forsiktig for å dekke fisken med saus. Juster varmen etter behov for å opprettholde en koking. Dekk til og la det småkoke i 3 til 5 minutter til blåskjell og muslinger har åpnet seg og fisken begynner å flake når den testes med en gaffel. Hell i grunne boller til servering. Om ønskelig, dryss med ekstra oregano.

KLASSISK REKE CEVICHE

FORBEREDELSE:20 minutter koking: 2 minutter avkjøling: 1 time stå: 30 minutter gjør: 3 til 4 porsjoner

DENNE LATINAMERIKANSKE RETTEN ER EN EKSPLOSJONAV SMAKER OG TEKSTURER. SPRØ AGURK OG SELLERI, KREMET AVOKADO, VARME OG KRYDREDE JALAPEÑOS OG DELIKATE, SØTE REKER BLANDES I LIMEJUICE OG OLIVENOLJE. I TRADISJONELL CEVICHE "KOKER" SYREN I LIMEJUICEN REKENE - MEN EN RASK DUKKERT I KOKENDE VANN OVERLATER INGENTING TIL TILFELDIGHETENE, SIKKERHETSMESSIG - OG SKADER IKKE SMAKEN ELLER TEKSTUREN TIL REKENE.

1 pund friske eller frosne mellomstore reker, skrellet og avveid, haler fjernet

½ av en agurk, skrellet, frøsådd og hakket

1 kopp hakket selleri

½ av en liten rødløk, hakket

1 til 2 jalapeños, frøet og hakket (seTips)

½ kopp fersk limejuice

2 roma tomater, i terninger

1 avokado, halvert, frøsett, skrellet og kuttet i terninger

¼ kopp oppkuttet fersk koriander

3 ss olivenolje

½ ts sort pepper

1. Tin reker, hvis de er frosne. Skrell og devein reker; fjerne haler. Skyll reker; tørk med papirhåndklær.
2. Fyll en stor kjele halvfull med vann. Kok opp. Tilsett reker i kokende vann. Kok uten lokk i 1 til 2 minutter eller bare til rekene blir ugjennomsiktige; avløp. Kjør reker under kaldt vann og tøm igjen. Skjær reker i terninger.

3. Kombiner reker, agurk, selleri, løk, jalapeños og limejuice i en ekstra stor, ikke-reaktiv bolle. Dekk til og avkjøl i 1 time, rør en eller to ganger.

4. Rør inn tomater, avokado, koriander, olivenolje og sort pepper. Dekk til og la stå i romtemperatur i 30 minutter. Rør forsiktig før servering.

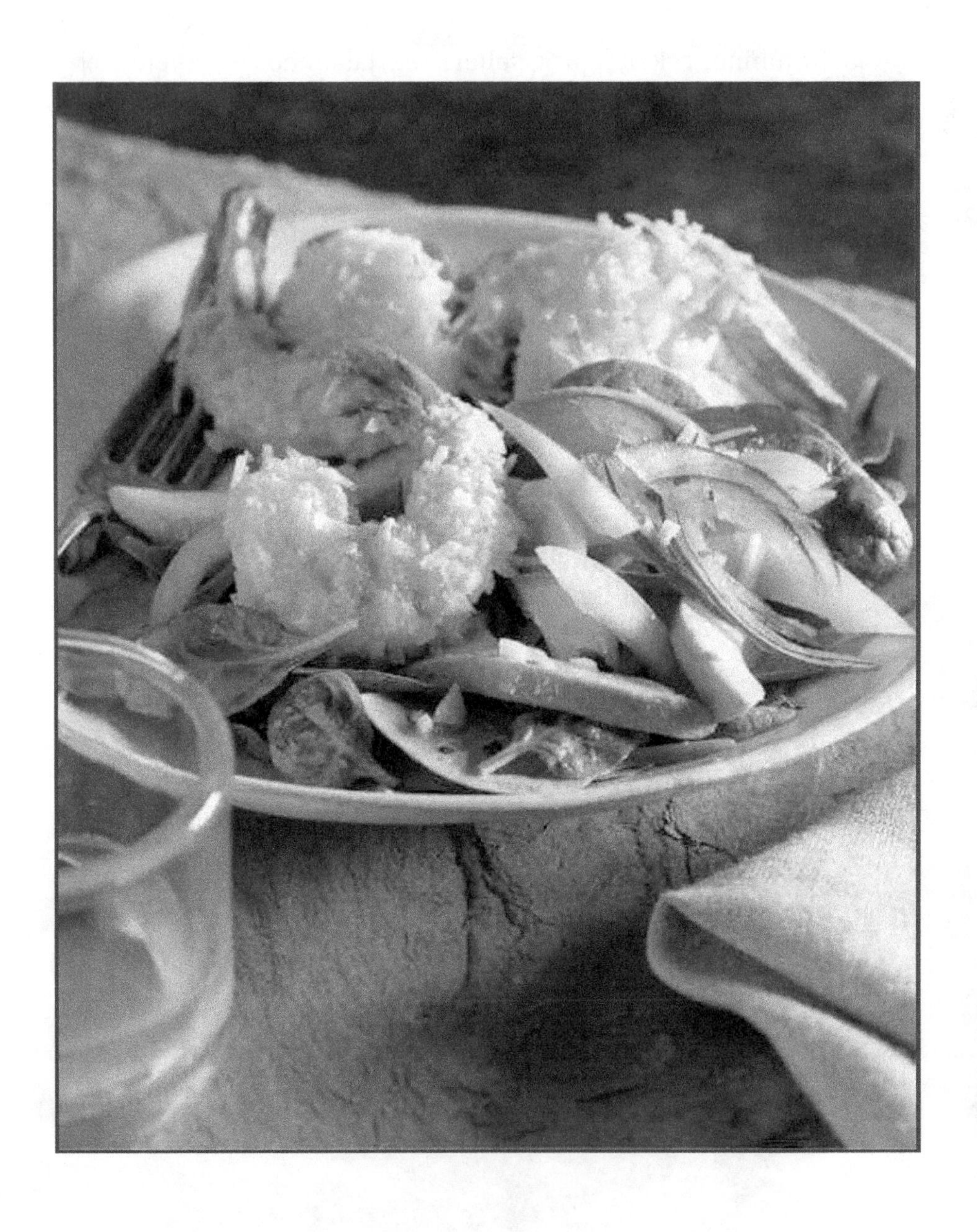

KOKOS-SKORPE REKER OG SPINATSALAT

FORBEREDELSE:25 minutter steking: 8 minutter gjør: 4 porsjonerBILDE

KOMMERSIELT PRODUSERTE BOKSER MED SPRAY OLIVENOLJEKAN INNEHOLDE KORNALKOHOL, LECITIN OG DRIVMIDDEL - IKKE EN FANTASTISK BLANDING NÅR DU PRØVER Å SPISE REN, EKTE MAT OG UNNGÅ KORN, USUNT FETT, BELGFRUKTER OG MEIERI. EN OLJEMØR BRUKER BARE LUFT FOR Å DRIVE OLJEN TIL EN FIN SPRAY – PERFEKT FOR LETT BELEGG PÅ KOKOSNØTTSKORPE FØR STEKING.

1½ pund ferske eller frosne ekstra store reker i skall

Misto sprayflaske fylt med extra virgin olivenolje

2 egg

¾ kopp usøtet flak eller revet kokosnøtt

¾ kopp mandelmel

½ kopp avokadoolje eller olivenolje

3 ss fersk sitronsaft

2 ss fersk limejuice

2 små fedd hvitløk, finhakket

⅛ til ¼ teskje knust rød pepper

8 kopper fersk babyspinat

1 middels avokado, halvert, frøsådd, skrellet og i tynne skiver

1 liten oransje eller gul paprika, kuttet i tynne strimler

½ kopp rødløk i skiver

1. Tin reker, hvis de er frosne. Skrell og fjern reker, og la halene være intakte. Skyll reker; tørk med papirhåndklær. Forvarm ovnen til 450°F. Kle en stor bakeplate med folie; belegg folie lett med olje sprayet fra Misto-flasken; sette til side.

2. Pisk egg med en gaffel i en grunne tallerken. Kombiner kokos- og mandelmel i en annen grunne rett. Dypp reker i egg, snu til pels. Dypp i kokosblanding, press for å belegge (la haler være ubelagte). Ordne reker i et enkelt lag på den forberedte bakeplaten. Dekk toppen av rekene med olje sprayet fra Misto-flasken.
3. Stek i 8 til 10 minutter eller til rekene er ugjennomsiktige og belegget er lett brunet.
4. I mellomtiden, for dressing, kombinere avokadoolje, sitronsaft, limejuice, hvitløk og knust rød pepper i en liten krukke med skrutopp. Dekk til og rist godt.
5. For salater, del spinat mellom fire serveringsfat. Topp med avokado, paprika, rødløk og rekene. Drypp med dressing og server umiddelbart.

TROPISKE REKER OG KAMSKJELL CEVICHE

FORBEREDELSE:20 minutter mariner: 30 til 60 minutter gir: 4 til 6 porsjoner

KJØLIG OG LETT CEVICHE GJØR ET GODT MÅLTIDFOR EN VARM SOMMERNATT. MED MELON, MANGO, SERRANO CHILI, FENNIKEL OG MANGO-LIME SALATDRESSING (SEOPPSKRIFT), ER DETTE EN SØT-HOT VERSJON AV ORIGINALEN.

1 pund ferske eller frosne havskjell

1 pund ferske eller frosne store reker

2 kopper honningmelon i terninger

2 mellomstore mangoer, uthulet, skrellet og hakket (ca. 2 kopper)

1 fennikelhode, trimmet, delt i kvarte, kjernekjernet og skåret i tynne skiver

1 middels rød søt pepper, hakket (ca. ¾ kopp)

1 til 2 serrano chili, frøet om ønskelig og i tynne skiver (seTips)

½ kopp lettpakket fersk koriander, hakket

1 oppskrift på mango-lime salatdressing (seoppskrift)

1. Tin kamskjell og reker, hvis de er frosne. Del kamskjell i to horisontalt. Skrell, devein og del rekene i to horisontalt. Skyll kamskjell og reker; tørk med papirhåndklær. Fyll en stor kjele tre fjerdedeler full med vann. Kok opp. Legg til reker og kamskjell; kok i 3 til 4 minutter eller til reker og kamskjell er ugjennomsiktige; tøm av og skyll med kaldt vann for å avkjøles raskt. Tøm godt og sett til side.

2. Kombiner melon, mango, fennikel, søt pepper, serrano-chiles og koriander i en ekstra stor bolle. Tilsett Mango-Lime Salat Dressing; kast forsiktig for å belegge. Rør forsiktig inn kokte reker og kamskjell. Mariner i kjøleskapet i 30 til 60 minutter før servering.

JAMAICAN JERK SHRIMP MED AVOKADOOLJE

START TIL SLUTT:20 minutter gjør: 4 porsjoner

MED EN TOTAL TIL-BORDET-TID PÅ 20 MINUTTER,DENNE RETTEN TILBYR ENDA EN OVERBEVISENDE GRUNN TIL Å SPISE ET SUNT MÅLTID HJEMME, SELV PÅ DE TRAVLESTE NETTENE.

1 pund friske eller frosne mellomstore reker

1 kopp hakket, skrelt mango (1 medium)

⅓ kopp i tynne skiver rødløk i skiver

¼ kopp oppkuttet fersk koriander

1 ss fersk limejuice

2 til 3 ss Jamaican Jerk Krydder (seoppskrift)

1 ss ekstra virgin olivenolje

2 ss avokadoolje

1. Tin reker, hvis de er frosne. I en middels bolle rør sammen mango, løk, koriander og limejuice.
2. Skrell og devein reker. Skyll reker; tørk med papirhåndklær. Plasser reker i en middels bolle. Dryss med Jamaican Jerk krydder; kast for å belegge reker på alle sider.
3. Varm opp olivenolje over middels høy varme i en stor stekepanne. Legg til reker; kok og rør i ca 4 minutter eller til den er ugjennomsiktig. Drypp reker med avokadoolje og server med mangoblandingen.

REKER SCAMPI MED VISNET SPINAT OG RADICCHIO

FORBEREDELSE:15 minutter koking: 8 minutter gjør: 3 porsjoner

"SCAMPI" REFERERER TIL EN KLASSISK RESTAURANTRETTAV STORE REKER SAUTERT ELLER STEKT MED SMØR OG MYE HVITLØK OG SITRON. DENNE KRYDREDE OLIVENOLJEVERSJONEN ER PALEO-GODKJENT - OG ERNÆRINGSMESSIG STØTT OPP MED EN RASK SAUTÉ AV RADICCHIO OG SPINAT.

1 pund ferske eller frosne store reker
4 ss ekstra virgin olivenolje
6 fedd hvitløk, finhakket
½ ts sort pepper
¼ kopp tørr hvitvin
½ kopp kuttet fersk persille
½ av en hode radicchio, kjernen og i tynne skiver
½ ts knust rød pepper
9 kopper babyspinat
Sitronskiver

1. Tin reker, hvis de er frosne. Skrell og fjern reker, og la halene være intakte. Varm 2 ss olivenolje over middels høy varme i en stor panne. Tilsett reker, 4 fedd hakket hvitløk og sort pepper. Kok og rør i ca 3 minutter eller til rekene er ugjennomsiktige. Overfør rekeblandingen til en bolle.

2. Tilsett hvitvin i pannen. Stek, rør for å løsne til eventuell brunet hvitløk fra bunnen av pannen. Hell vin over reker;

kast for å kombinere. Rør inn persille. Dekk løst med folie for å holde varmen; sette til side.

3. Tilsett de resterende 2 ss olivenolje, de resterende 2 fedd hakket hvitløk, radicchioen og knust rød pepper i pannen. Kok og rør over middels varme i 3 minutter eller til radicchio så vidt begynner å visne. Rør forsiktig inn spinaten; kok og rør i 1 til 2 minutter til eller til spinaten akkurat er visnet.

4. For å servere, del spinatblandingen mellom tre serveringsfat; topp med rekeblanding. Server med sitronbåter til å presse over reker og grønt.

KRABBESALAT MED AVOKADO, GRAPEFRUKT OG JICAMA

START TIL SLUTT:30 minutter gjør: 4 porsjoner

JUMBOKLUMP ELLER BAKFINNEKRABBEKJØTT ER BESTFOR DENNE SALATEN. JUMBO STYKKE KRABBEKJØTT BESTÅR AV STORE BITER SOM FUNGERER GODT I SALATER. BACKFIN ER EN BLANDING AV KNUSTE BITER AV JUMBO-KLUMP-KRABBEKJØTT OG MINDRE BITER AV KRABBEKJØTT FRA KRABBEKROPPEN. SELV OM DEN ER MINDRE ENN JUMBOKLUMPEN, FUNGERER RYGGFINNEN HELT FINT. FERSK ER SELVFØLGELIG BEST, MEN TINT FROSSEN KRABBE ER ET FINT ALTERNATIV.

6 kopper babyspinat

½ av en middels jicama, skrellet og juliennekuttet*

2 rosa eller rubinrøde grapefrukter, skrellet, frøet og oppdelt**

2 små avokadoer, halvert

1 pund jumboklump eller bakfinnekrabbekjøtt

Basilikum-grapefruktdressing (se oppskrift til høyre)

1. Fordel spinat på fire serveringsfat. Topp med jicama, grapefruktseksjoner og eventuell akkumulert juice, avokado og krabbekjøtt. Drypp med basilikum-grapefruktdressing.

Basilikum-grapefruktdressing: Kombiner ⅓ kopp ekstra virgin olivenolje i en glasskrukke; ¼ kopp fersk grapefruktjuice; 2 ss fersk appelsinjuice; ½ av en liten sjalottløk, hakket; 2 ss finskåret fersk basilikum; ¼ teskje knust rød pepper; og ¼ ts sort pepper. Dekk til og rist godt.

*Tips: En julienneskreller gjør det raskt å kutte jicamaen i tynne strimler.

**Tips: For å dele grapefrukt, skjær en skive av stammeenden og bunnen av frukten. Sett den oppreist på en arbeidsflate. Kutt ned frukten i seksjoner fra topp til bunn, følg den avrundede formen på frukten, for å fjerne skallet i strimler. Hold frukten over en bolle, og bruk en skrellekniv og kutt til midten av frukten på sidene av hvert segment for å frigjøre den fra marven. Plasser segmenter i bolle med akkumulert juice. Kast merg.

CAJUN LOBSTER TAIL BOIL MED ESTRAGON AÏOLI

FORBEREDELSE:20 minutter koking: 30 minutter gjør: 4 porsjonerBILDE

FOR EN ROMANTISK MIDDAG FOR TO,DENNE OPPSKRIFTEN ER LETT Å KUTTE I TO. BRUK EN VELDIG SKARP KJØKKENSAKS FOR Å SKJÆRE OPP SKALLET PÅ HUMMERHALENE OG FÅ TAK I KJØTTET MED RIK SMAK.

2 oppskrifter Cajun-krydder (seoppskrift)

12 fedd hvitløk, skrellet og halvert

2 sitroner, halvert

2 store gulrøtter, skrelt

2 selleristængler, skrelt

2 fennikelløker, skåret i tynne skiver

1 pund hel knappsopp

4 7- til 8-unse Maine hummerhaler

4 8-tommers bambusspyd

½ kopp Paleo Aïoli (Hvitløksmayo) (seoppskrift)

¼ kopp Dijon-stil sennep (seoppskrift)

2 ss oppskåret fersk estragon eller persille

1. Kombiner 6 kopper vann, Cajun-krydder, hvitløk og sitroner i en 8-liters kjele. Kok opp; kok i 5 minutter. Reduser varmen for å holde væsken kokende.

2. Skjær gulrøtter og selleri på tvers i fire biter. Tilsett gulrøtter, selleri og fennikel til væsken. Dekk til og kok i 10 minutter. Legg til sopp; dekk til og kok i 5 minutter. Bruk en hullsleiv til å overføre grønnsaker til en serveringsbolle; holde varm.

3. Start fra kroppsenden av hver hummerhale, skyv et spyd mellom kjøttet og skallet, gå nesten hele veien gjennom haleenden. (Dette vil forhindre at halen krøller seg mens den koker.) Reduser varmen. Kok hummerhaler i den knapt kokende væsken i gryten i 8 til 12 minutter eller til skjellene blir knallrøde og kjøttet er mørt når det stikkes hull med en gaffel. Fjern hummer fra matlagingsvæsken. Bruk et kjøkkenhåndkle til å holde hummerhalene og fjern og kast spydene.
4. Rør sammen Paleo Aïoli, Dijon-stil sennep og estragon i en liten bolle. Server med hummer og grønnsaker.

BLÅSKJELL FRITES MED SAFRAN AÏOLI

START TIL SLUTT: 1¼ TIME GJØR: 4 PORSJONER

DETTE ER ET PALEO-TAK PÅ DEN FRANSKE KLASSIKERENBLÅSKJELL DAMPET I HVITVIN OG URTER OG SERVERT MED TYNNE OG SPRØ FRITES LAGET AV HVITE POTETER. KAST BLÅSKJELL SOM IKKE LUKKER SEG FØR DE ER TILBEREDT – OG BLÅSKJELL SOM IKKE ÅPNER SEG ETTER AT DE ER KOKT.

PASTINAKKFRITES

1½ pund pastinakk, skrelt og kuttet i 3×¼-tommers julienne

3 ss olivenolje

2 fedd hvitløk, finhakket

¼ teskje svart pepper

⅛ teskje kajennepepper

SAFRAN AÏOLI

⅓ kopp Paleo Aïoli (Hvitløksmayo) (seoppskrift)

⅛ teskje safran tråder, forsiktig knust

BLÅSKJELL

4 ss olivenolje

½ kopp finhakket sjalottløk

6 fedd hvitløk, finhakket

¼ teskje svart pepper

3 kopper tørr hvitvin

3 store kvister flatbladpersille

4 pund blåskjell, renset og avskjegget*

¼ kopp hakket fersk italiensk (flatblad) persille

2 ss oppskåret fersk estragon (valgfritt)

1. For pastinakkfrites, forvarm ovnen til 450 °F. Bløtlegg kuttet pastinakk i nok kaldt vann til å dekke i kjøleskapet i 30 minutter; renne av og tørk med papirhåndklær.

2. Kle en stor stekeplate med bakepapir. Legg pastinakk i en ekstra stor bolle. I en liten bolle kombineres 3 ss olivenolje, 2 fedd hakket hvitløk, ¼ ts sort pepper og kajennepepper; drypp over pastinakk og vend til belegg. Legg pastinakk i et jevnt lag på tilberedt bakeplate. Stek i 30 til 35 minutter eller møre og begynner å bli brune, rør av og til.

3. For aïoli, rør sammen Paleo Aïoli og safran i en liten bolle. Dekk til og avkjøl til servering.

4. I mellomtiden, i en 6- til 8-liters gryte eller nederlandsk ovn, varm opp 4 ss olivenolje over middels varme. Tilsett sjalottløk, 6 fedd hvitløk og ¼ ts sort pepper; kok i ca. 2 minutter eller til den er myk og visnet, rør ofte.

5. Tilsett vin og persillekvister i gryten; kok opp. Tilsett blåskjell, rør noen ganger. Dekk godt til og damp i 3 til 5 minutter eller til skjellene åpner seg, rør forsiktig to ganger. Kast eventuelle blåskjell som ikke åpner seg.

6. Overfør blåskjell til grunne supperetter med en stor skummer. Fjern og kast persillekvister fra matlagingsvæsken; øse kokevæske over blåskjellene. Dryss over hakket persille og eventuelt estragon. Server umiddelbart med pastinakkfrites og safran-aïoli.

*Tips: Kok blåskjell den dagen de kjøpes. Hvis du bruker vilthøstede blåskjell, sug i en bolle med kaldt vann i 20 minutter for å skylle ut grus og sand. (Dette er ikke nødvendig for gårdsoppdratt blåskjell.) Bruk en stiv børste, skrubb blåskjell, en om gangen, under kaldt rennende vann. Avskjegget blåskjell ca 10 til 15 minutter før tilberedning. Skjegget er den lille klyngen av fibre som kommer ut av skallet. For å fjerne skjegget, ta tak i strengen mellom tommelen og pekefingeren og dra mot hengslet. (Denne metoden dreper ikke blåskjell.) Du kan også bruke tang eller fiskepinsett. Pass på at skallet til hver blåskjell er tett lukket. Hvis noen skjell er åpne, banker du dem forsiktig på benken. Kast eventuelle blåskjell som ikke lukker seg i løpet av få minutter. Kast eventuelle blåskjell med sprukket eller skadet skjell.

STEKT KAMSKJELL MED RØDBETESMAK

START TIL SLUTT:30 minutter gjør: 4 porsjonerBILDE

FOR EN VAKKER GYLDEN SKORPE,PASS PÅ AT OVERFLATEN PÅ KAMSKJELLENE ER VELDIG TØRR – OG AT PANNEN ER GOD OG VARM – FØR DU LEGGER DEM I PANNEN. LA OGSÅ KAMSKJELLENE SVI UTEN Å FORSTYRRE DEM I 2 TIL 3 MINUTTER, SJEKK NØYE FØR DU SNUR.

1 pund ferske eller frosne kamskjell, tørket med tørkepapir

3 mellomstore rødbeter, skrellet og kuttet hakket

½ av et Granny Smith-eple, skrelt og hakket

2 jalapeños, stilket, frøet og hakket (seTips)

¼ kopp hakket fersk koriander

2 ss finhakket rødløk

4 ss olivenolje

2 ss fersk limejuice

hvit pepper

1. Tin kamskjell, hvis frossen.
2. For å smake på rødbeter, kombinere rødbeter, eple, jalapeños, koriander, løk, 2 ss olivenolje og limejuice i en middels bolle. Bland godt. Sett til side mens du tilbereder kamskjell.
3. Skyll kamskjell; tørk med papirhåndklær. Varm de resterende 2 ss olivenolje i en stor stekepanne over middels høy varme. Legg til kamskjell; sauter i 4 til 6 minutter eller til den er gyldenbrun på utsiden og knapt ugjennomsiktig. Dryss kamskjell lett med hvit pepper.

4. For å servere, del rødbete relish jevnt mellom serveringsplater; topp med kamskjell. Server umiddelbart.

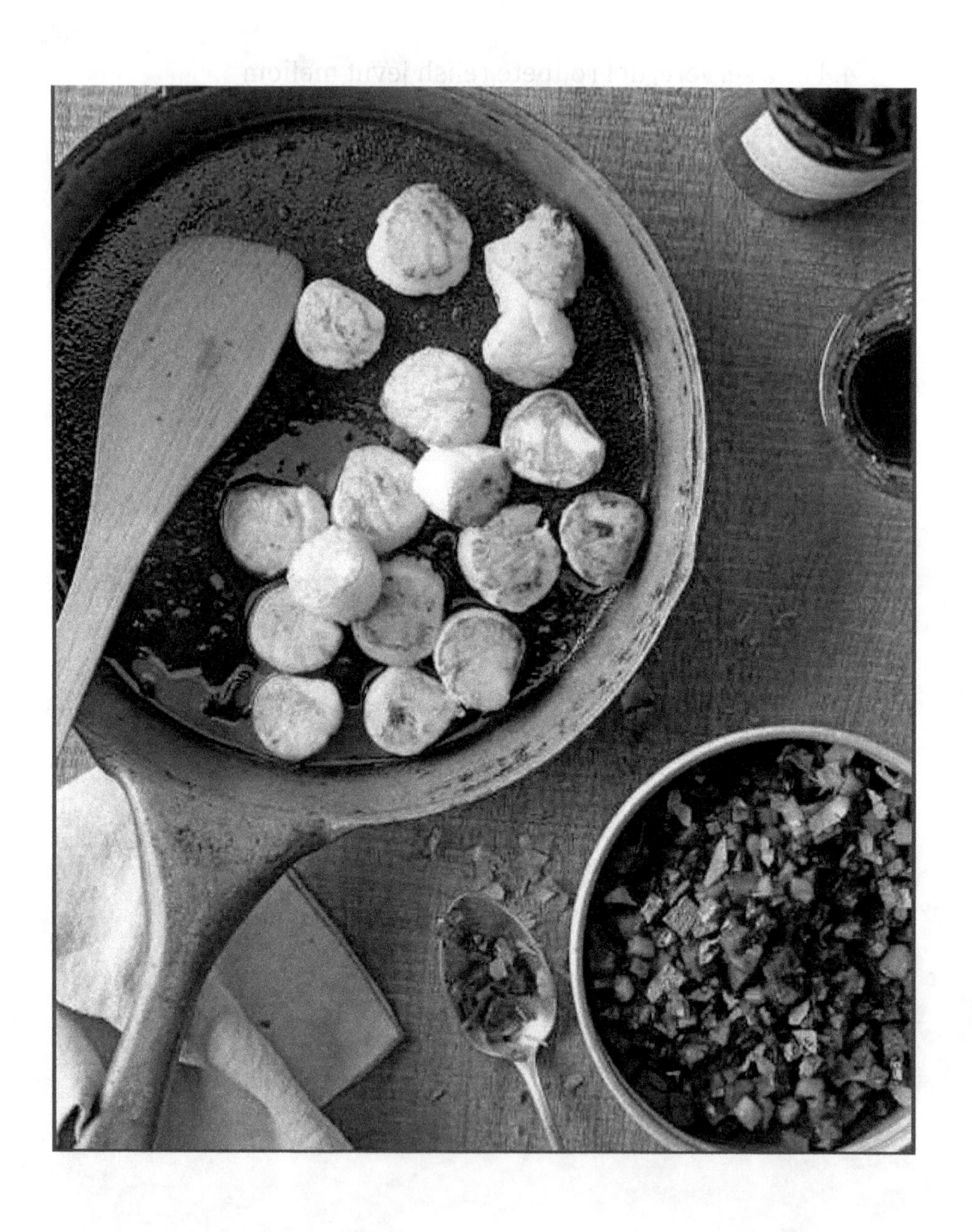

GRILLET KAMSKJELL MED AGURK-DILL SALSA

FORBEREDELSE:35 minutter avkjøling: 1 til 24 timer grill: 9 minutter gir: 4 porsjoner

HER ER ET TIPS FOR Å FÅ DE MEST FEILFRIE AVOKADOENE:KJØP DEM NÅR DE ER KNALLGRØNNE OG HARDE, OG MODN DEM PÅ BENKEN I NOEN DAGER – TIL DE GIR SEG BARE LITT NÅR DE TRYKKES LETT MED FINGRENE. NÅR DE ER HARDE OG UMODNE, VIL DE IKKE FÅ BLÅMERKER UNDER TRANSPORT FRA MARKEDET.

12 eller 16 ferske eller frosne kamskjell (1¼ til 1¾ pund totalt)

¼ kopp olivenolje

4 fedd hvitløk, finhakket

1 ts nykvernet sort pepper

2 mellomstore zucchini, trimmet og halvert på langs

½ av en middels agurk, halvert på langs og i tynne skiver på tvers

1 middels avokado, halvert, frøsådd, skrellet og hakket

1 middels tomat, kjerneskåret, frøet og hakket

2 ts oppkuttet fersk mynte

1 ts oppkuttet fersk dill

1. Tin kamskjell, hvis frossen. Skyll kamskjell med kaldt vann; tørk med papirhåndklær. Kombiner 3 ss olje, hvitløk og ¾ ts pepper i en stor bolle. Legg til kamskjell; kast forsiktig for å belegge. Dekk til og avkjøl i minst 1 time eller opptil 24 timer, rør forsiktig av og til.

2. Pensle squashhalvdelene med de resterende 1 ss olje; dryss jevnt med resterende ¼ ts pepper.

3. Tøm kamskjell, kast marinaden. Tre to 10- til 12-tommers spyd gjennom hvert kamskjell, bruk 3 eller 4 kamskjell for

hvert par grillspyd og la det være ½-tommers mellomrom mellom kamskjellene.* (Å tre kamskjellene på to spyd bidrar til å holde dem stabile når de grilles og snus.)

4. For en kull- eller gassgrill, plasser kamskjell-kabobs og squash-halvdeler på grillstativet direkte over middels varme.** Dekk til og grill til kamskjellene er ugjennomsiktige og squashen akkurat møre, snu halvveis gjennom grillingen. Tillat 6 til 8 minutter for kamskjell og 9 til 11 minutter for zucchini.

5. I mellomtiden, for salsa, kombinere agurk, avokado, tomat, mynte og dill i en middels bolle. Rør forsiktig for å kombinere. Legg 1 kamskjellkabob på hver av fire serveringsfat. Skjær zucchini-halvdelene diagonalt i to og legg på tallerkener med kamskjell. Hell agurkblandingen jevnt over kamskjell.

*Tips: Hvis du bruker trespyd, bløtlegg du i nok vann til å dekke i 30 minutter før du bruker.

**For å steke: Forbered som anvist gjennom trinn 3. Plasser kamskjellkabobs og courgettehalvdeler på den uoppvarmede risten i en broilerpanne. Stek 4 til 5 tommer fra varmen til kamskjellene er ugjennomsiktige og squashen er akkurat mør, snu en gang halvveis i matlagingen. Tillat 6 til 8 minutter for kamskjell og 10 til 12 minutter for zucchini.

STEKT KAMSKJELL MED TOMAT, OLIVENOLJE OG URTESAUS

FORBEREDELSE:20 minutter koking: 4 minutter gjør: 4 porsjoner

SAUSEN ER NESTEN SOM EN VARM VINAIGRETTE.OLIVENOLJE, HAKKET FERSK TOMAT, SITRONSAFT OG URTER KOMBINERES OG VARMES OPP VELDIG FORSIKTIG – AKKURAT NOK TIL Å BLANDE SMAKENE – OG SERVERES DERETTER MED DE SVERTE KAMSKJELLENE OG EN SPRØ SOLSIKKESPIRESALAT.

KAMSKJELL OG SAUS

1 til 1½ pund store ferske eller frosne kamskjell (ca. 12)

2 store roma-tomater, skrellet,* frøet og hakket

½ kopp olivenolje

2 ss fersk sitronsaft

2 ss oppskåret fersk basilikum

1 til 2 ts finhakket gressløk

1 ss olivenolje

SALAT

4 kopper solsikkespirer

1 sitron, kuttet i terninger

Ekstra virgin olivenolje

1. Tin kamskjell, hvis frossen. Skyll kamskjell; tørk. Sette til side.
2. For saus, kombinere tomater, ½ kopp olivenolje, sitronsaft, basilikum og gressløk i en liten kjele; sette til side.
3. Varm opp 1 ss olivenolje over middels høy varme i en stor panne. Legg til kamskjell; kok i 4 til 5 minutter eller til de

er brune og ugjennomsiktige, snu en gang halvveis i tilberedningen.

4. Til salaten legger du spirene i en serveringsbolle. Press sitronbåter over spirer og drypp over litt olivenolje. Kast for å kombinere.

5. Varm sausen over lav varme til den er varm; ikke koke. For å servere, skje med litt av sausen på midten av tallerkenen; topp med 3 av kamskjellene. Server med spiresalaten.

*Tips: For å enkelt skrelle en tomat, slipp tomaten i en kjele med kokende vann i 30 sekunder til 1 minutt eller til skinnet begynner å dele seg. Fjern tomaten fra det kokende vannet og dykk umiddelbart ned i en bolle med isvann for å stoppe kokeprosessen. Når tomaten er kjølig nok til å håndtere, ta av skallet.

SPISSKUMMEN-STEKT BLOMKÅL MED FENNIKEL OG PERLELØK

FORBEREDELSE:15 minutter koking: 25 minutter gjør: 4 porsjonerBILDE

DET ER NOE SPESIELT FRISTENDEOM KOMBINASJONEN AV STEKT BLOMKÅL OG DEN TOASTY, JORDAKTIGE SMAKEN AV SPISSKUMMEN. DENNE RETTEN HAR DET EKSTRA SØTHETSELEMENTET FRA TØRKEDE RIPS. HVIS DU VIL, KAN DU LEGGE TIL LITT VARME MED ¼ TIL ½ TESKJE KNUST RØD PEPPER SAMMEN MED SPISSKUMMEN OG RIPS I TRINN 2.

3 ss uraffinert kokosolje

1 medium hode blomkål, kuttet i buketter (4 til 5 kopper)

2 hoder fennikel, grovhakket

1½ kopper frossen perleløk, tint og drenert

¼ kopp tørkede rips

2 ts malt spisskummen

Klippet fersk dill (valgfritt)

1. Varm kokosolje over middels varme i en ekstra stor panne. Tilsett blomkål, fennikel og perleløk. Dekk til og kok i 15 minutter, rør av og til.

2. Reduser varmen til middels lav. Tilsett rips og spisskummen i pannen; kok uten lokk i ca 10 minutter eller til blomkål og fennikel er møre og gyllenbrune. Om ønskelig, pynt med dill.

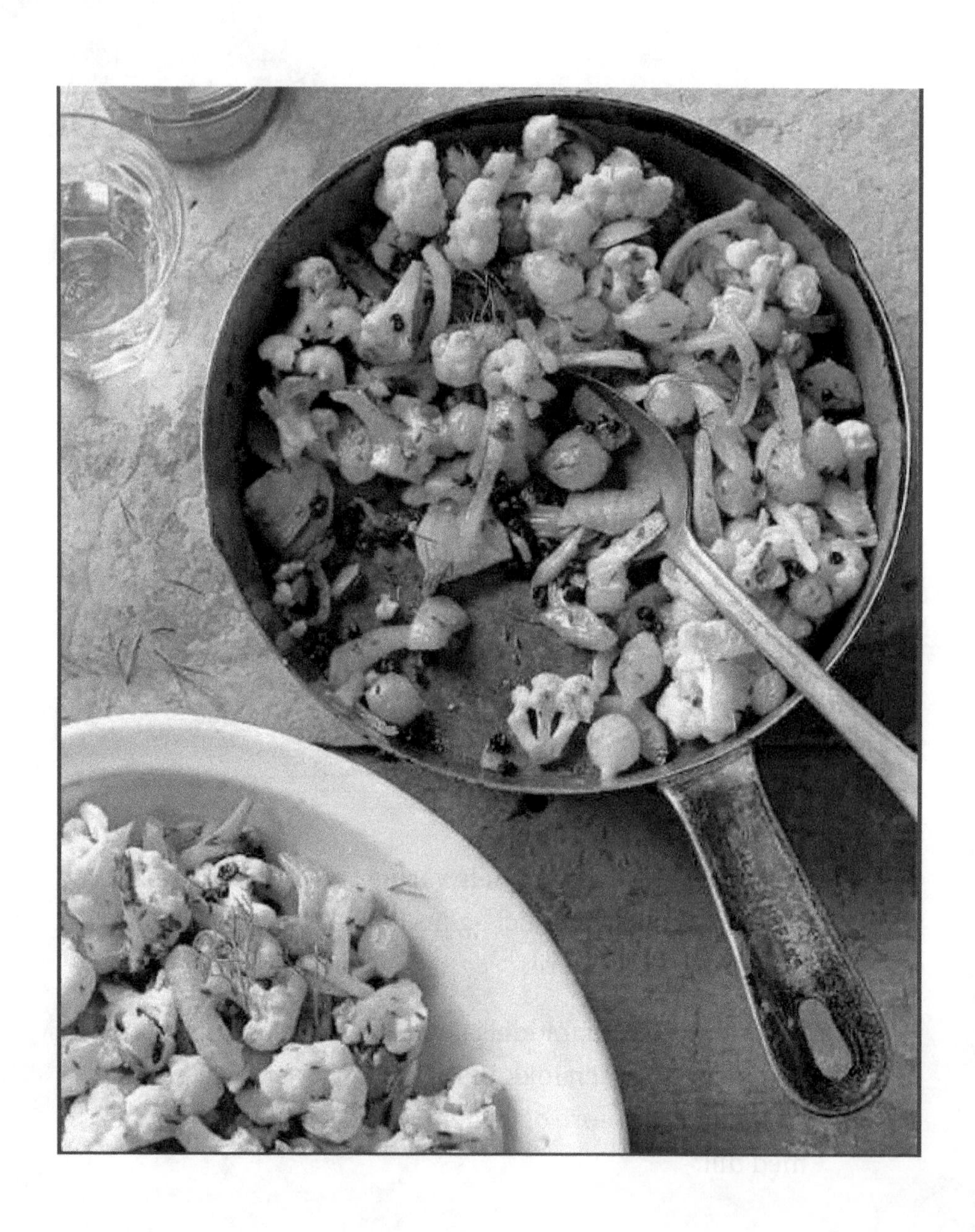

CHUNKY TOMAT-AUBERGINE SAUS MED SPAGHETTI SQUASH

FORBEREDELSE:30 minutter baking: 50 minutter avkjøling: 10 minutter steking: 10 minutter gjør: 4 porsjoner

DETTE FREKKE TILBEHØRET SNUS ENKELTTIL EN HOVEDRETT. TILSETT OMTRENT 1 PUND KOKT KJØTTDEIG ELLER BISON TIL AUBERGINE-TOMATBLANDINGEN ETTER AT DU HAR MOSET DEN LETT MED EN POTETSTAPPER.

1 2- til 2½-kilos spaghetti-squash

2 ss olivenolje

1 kopp hakket, skrelt aubergine

¾ kopp hakket løk

1 liten rød søt paprika, hakket (½ kopp)

4 fedd hvitløk, finhakket

4 middels røde modne tomater, skrellet om ønskelig og grovhakket (ca. 2 kopper)

½ kopp revet fersk basilikum

1. Forvarm ovnen til 375°F. Kle en liten stekepanne med bakepapir. Skjær spaghetti squash i to på tvers. Bruk en stor skje til å skrape ut eventuelle frø og strenger. Legg squashhalvdelene, med de kuttede sidene ned, på tilberedt bakeplate. Stek uten lokk i 50 til 60 minutter eller til squashen er mør. Avkjøl på rist i ca 10 minutter.

2. Varm opp olivenolje over middels varme i en stor stekepanne. Tilsett løk, aubergine og pepper; kok i 5 til 7 minutter eller til grønnsakene er møre, rør av og til. Tilsett hvitløk; kok og rør i 30 sekunder til. Legg til tomater; kok i 3 til 5 minutter eller til tomatene er myke, rør av og til. Mos blandingen lett med en potetstapper. Rør

inn halvparten av basilikumen. Dekk til og kok i 2 minutter.

3. Bruk en gryteklut eller et håndkle til å holde squashhalvdelene. Bruk en gaffel til å skrape squashmassen i en middels bolle. Fordel squash på fire serveringsfat. Topp jevnt med saus. Dryss over resterende basilikum.

FYLTE PORTOBELLO-SOPP

FORBEREDELSE:35 minutter steking: 20 minutter steking: 7 minutter gjør: 4 porsjoner

FOR Å FÅ DE FERSKESTE PORTOBELLOENE,SE ETTER SOPP SOM FORTSATT HAR STILKEN INTAKT. GJELLENE SKAL SE FUKTIGE UT, MEN IKKE VÅTE ELLER SVARTE OG BØR HA GOD SEPARASJON MELLOM SEG. FOR Å FORBEREDE ENHVER FORM FOR SOPP TIL MATLAGING, TØRK MED ET LETT FUKTIG PAPIRHÅNDKLE. KJØR ALDRI SOPP UNDER VANN ELLER BLØTLEGG DEM I VANN - DE ER SVÆRT ABSORBERENDE OG VIL BLI GRØTAKTIGE OG VANNETE.

4 store portobello-sopp (omtrent 1 pund totalt)

¼ kopp olivenolje

1 ss røykkrydder (seoppskrift)

2 ss olivenolje

½ kopp hakket sjalottløk

1 ss finhakket hvitløk

1 pund mangold, stammet og hakket (ca. 10 kopper)

2 ts middelhavskrydder (seoppskrift)

½ kopp hakkede reddiker

1. Forvarm ovnen til 400°F. Fjern stilker fra sopp og reserver for trinn 2. Bruk spissen av en skje til å skrape gjellene ut av hettene; kaste gjeller. Plasser sopphetter i en 3-quart rektangulær bakebolle; pensle begge sider av sopp med ¼ kopp olivenolje. Snu sopphettene slik at de stilkede sidene er oppe; dryss med røykkrydder. Dekk bakebollen med folie. Stek, dekket, ca 20 minutter eller til de er møre.

2. I mellomtiden, hakk reserverte soppstilker; sette til side. For å tilberede chard, fjern tykke ribber fra bladene og kast. Grovhakk mangoldbladene.

3. Varm de 2 ss olivenolje over middels varme i en ekstra stor panne. Tilsett sjalottløk og hvitløk; kok og rør i 30 sekunder. Tilsett hakkede soppstilker, hakket chard og middelhavskrydder. Kok uten lokk i 6 til 8 minutter eller til mangold er mør, rør av og til.
4. Fordel mangoldblandingen mellom sopphettene. Drypp eventuell væske som er igjen i bakebollen over fylt sopp. Topp med hakkede reddiker.

STEKT RADICCHIO

FORBEREDELSE:20 minutter koking: 15 minutter gjør: 4 porsjoner

RADICCHIO SPISES OFTESTSOM EN DEL AV EN SALAT FOR Å GI EN BEHAGELIG BITTERHET BLANT BLANDINGEN AV GRØNNSAKER - MEN DEN KAN OGSÅ STEKES ELLER GRILLES ALENE. EN LITEN BITTERHET ER IBOENDE TIL RADICCHIO, MEN DU VIL IKKE AT DEN SKAL VÆRE OVERVELDENDE. SE ETTER MINDRE HODER HVIS BLADER SER FRISKE OG SPRØ UT - IKKE VISNET. DEN AVKUTTEDE ENDEN KAN VÆRE LITT BRUN, MEN BØR FOR DET MESTE VÆRE HVIT. I DENNE OPPSKRIFTEN TILFØRER EN SKVETT BALSAMICOEDDIK FØR SERVERING ET HINT AV SØDME.

2 store hoder radicchio

¼ kopp olivenolje

1 ts middelhavskrydder (seoppskrift)

¼ kopp balsamicoeddik

1. Forvarm ovnen til 400°F. Del radicchioen i kvart, og la litt av kjernen være festet (du bør ha 8 kiler). Pensle de kuttede sidene av radicchio-kilene med olivenolje. Plasser kiler, kuttede sidene ned, på en bakeplate; dryss med middelhavskrydder.

2. Stek ca. 15 minutter eller til radicchio visner, snu en gang halvveis gjennom stekingen. Anrett radicchio på et serveringsfat. Drypp balsamicoeddik; server umiddelbart.

STEKT FENNIKEL MED APPELSINVINAIGRETTE

FORBEREDELSE:25 minutter stek: 25 minutter gjør: 4 porsjoner

LAGRE EVENTUELLE RESTER AV VINAIGRETTE FOR Å KASTEMED GRØNNSALAT – ELLER SERVER MED GRILLET SVINEKJØTT, FJÆRFE ELLER FISK. OPPBEVAR RESTER AV VINAIGRETTE I EN TETT DEKKET BEHOLDER I KJØLESKAPET I OPPTIL 3 DAGER.

6 ss ekstra virgin olivenolje, pluss mer til børsting

1 stor fennikelpære, trimmet, kjernet ut og kuttet i terninger (reserver blader til pynt hvis ønskelig)

1 rødløk, kuttet i terninger

½ av en appelsin, tynne skiver i runder

½ kopp appelsinjuice

2 ss hvitvinseddik eller champagneeddik

2 ss eplecider

1 ts malte fennikelfrø

1 ts finrevet appelsinskall

½ ts Dijon-stil sennep (seoppskrift)

Svart pepper

1. Forvarm ovnen til 425°F. Pensle en stor stekeplate lett med olivenolje. Ordne fennikel, løk og appelsinskiver på bakeplaten; drypp med 2 ss olivenolje. Kast forsiktig grønnsaken til å dekke med olje.

2. Stek grønnsaker i 25 til 30 minutter eller til grønnsakene er møre og lys gylne, snu en gang halvveis gjennom stekingen.

3. I mellomtiden, for appelsinvinaigrette, bland appelsinjuice, eddik, eplecider, fennikelfrø, appelsinskall, sennep i Dijon-stil og pepper etter smak i en blender. Mens blenderen går, tilsett sakte de resterende 4 ss olivenolje i en tynn stråle. Fortsett å blande til vinaigretten tykner.

4. Overfør grønnsakene til et serveringsfat. Drypp grønnsaker med litt av vinaigretten. Om ønskelig, pynt med reserverte fennikelblader.

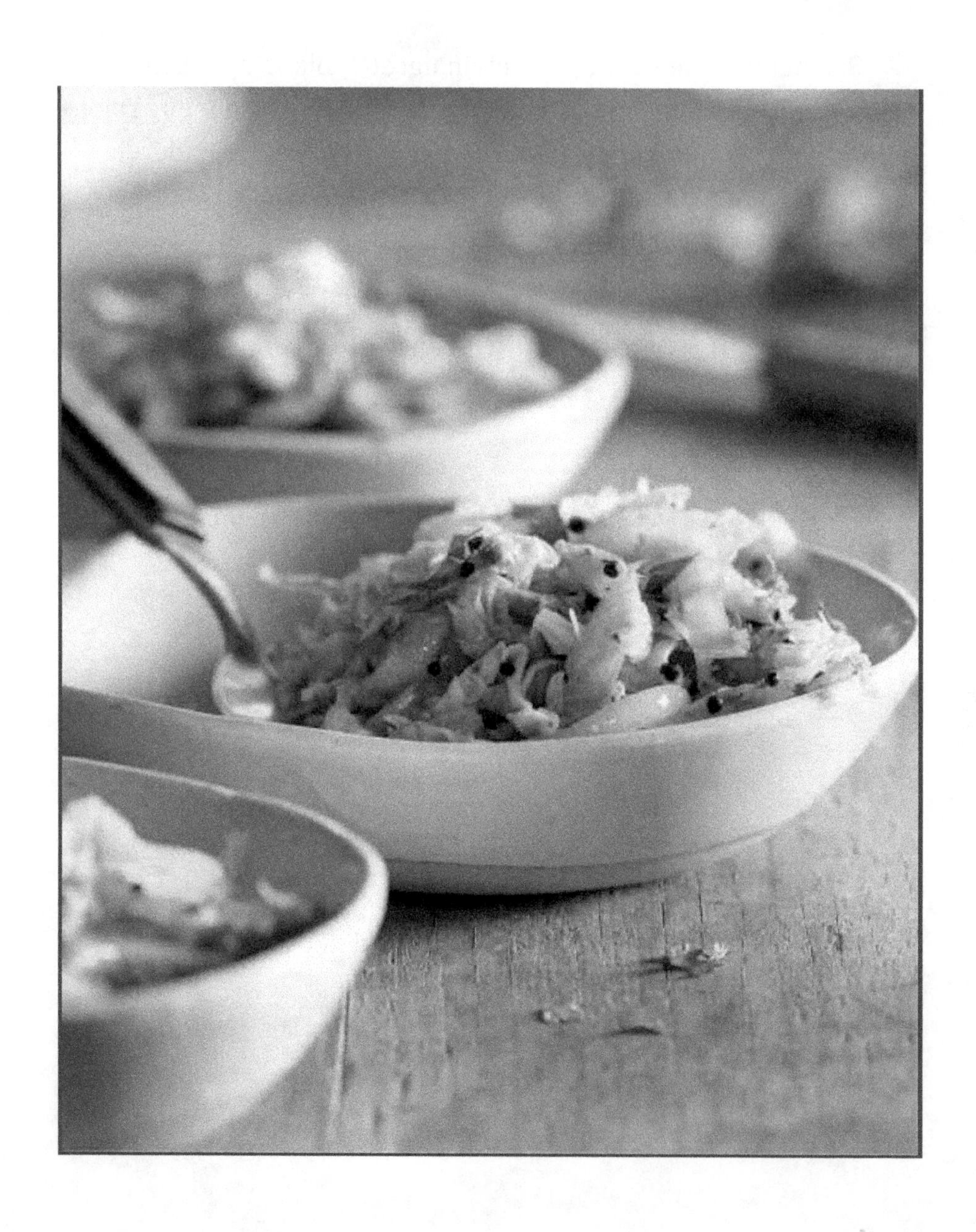

SAVOYKÅL I PUNJABI-STIL

FORBEREDELSE:20 minutter koking: 25 minutter gjør: 4 porsjonerBILDE

DET ER UTROLIG HVA SOM SKJERTIL EN MILDT SMAKSATT, UPRETENSIØS KÅL NÅR DEN ER TILBEREDT MED INGEFÆR, HVITLØK, CHILI OG INDISKE KRYDDER. RISTET SENNEP, KORIANDER OG SPISSKUMMEN FRØ GIR DENNE RETTEN BÅDE SMAK OG CRUNCH. VÆR OPPMERKSOM: DET ER VARMT! FUGLENEBB-CHILES ER SMÅ, MEN VELDIG KRAFTIGE - OG RETTEN INKLUDERER OGSÅ JALAPEÑO. HVIS DU FORETREKKER MINDRE VARME, BRUKER DU BARE JALAPEÑO.

1 2-tommers knott fersk ingefær, skrellet og kuttet i ⅓-tommers skiver

5 fedd hvitløk

1 stor jalapeño, stilket, frøet og halvert (seTips)

2 ts garam masala uten tilsatt salt

1 ts malt gurkemeie

½ kopp kyllingbeinbuljong (seoppskrift) eller kyllingbuljong uten salt

3 ss raffinert kokosolje

1 ss sorte sennepsfrø

1 ts korianderfrø

1 ts spisskummen frø

1 hel fuglenebb chile (chile de arbol) (seTips)

1 3-tommers kanelstang

2 kopper tynne skiver gul løk (ca. 2 medium)

12 kopper tynt oppskåret savoykål med kjerne (ca. 1½ pund)

½ kopp oppkuttet fersk koriander (valgfritt)

1. Kombiner ingefær, hvitløk, jalapeño, garam masala, gurkemeie og ¼ kopp kyllingbeinbuljong i en foodprosessor eller blender. Dekk til og bearbeid eller bland til jevn; sette til side.

2. Kombiner kokosolje, sennepsfrø, korianderfrø, spisskummen, chili og kanelstang i en ekstra stor panne. Kok over middels høy varme, riste pannen ofte, i 2 til 3 minutter eller til kanelstangen folder seg ut. (Vær forsiktig - sennepsfrø vil sprette og sprute mens de koker.) Tilsett løk; kok og rør i 5 til 6 minutter eller til løken er lett brunet. Tilsett ingefærblanding. Kok i 6 til 8 minutter eller til blandingen er pent karamellisert, rør ofte.

3. Tilsett kål og den resterende kyllingbeinbuljongen; Bland godt. Dekk til og kok i ca 15 minutter eller til kålen er mør, rør to ganger. Avdekk pannen. Kok og rør i 6 til 7 minutter eller til kålen er lett brunet og overflødig kyllingbeinbuljong fordamper.

4. Fjern og kast kanelstang og chili. Om ønskelig, dryss over koriander.

KANEL-STEKT BUTTERNUT SQUASH

FORBEREDELSE:20 minutter steking: 30 minutter gir: 4 til 6 porsjoner

EN DÆSJ CAYENNEPEPPERGIR DISSE SØTE RISTEDE TERNINGENE AV SQUASH BARE ET SNEV AV VARME. DET ER LETT Å UTELATE HVIS DU FORETREKKER DET. SERVER DENNE ENKLE SIDEN MED STEKT SVINEKJØTT ELLER PINNEKJØTT.

1 butternut squash (ca. 2 pund), skrellet, frøet og kuttet i ¾-tommers terninger

2 ss olivenolje

½ ts malt kanel

¼ teskje svart pepper

⅛ teskje kajennepepper

1. Forvarm ovnen til 400°F. Bland squash med olivenolje, kanel, sort pepper og cayennepepper i en stor bolle. Kle en stor bakeplate med bakepapir. Fordel squash i et enkelt lag på bakeplaten.

2. Stek i 30 til 35 minutter eller til squashen er mør og brun på kantene, rør en eller to ganger.

STEKTE ASPARGES MED SIKTET EGG OG PEKANNØTTER

START TIL SLUTT:15 minutter gjør: 4 porsjoner

DETTE ER EN VARIANT AV EN KLASSIKERFRANSK GRØNNSAKSRETT KALT ASPARGES MIMOSA - SÅ KALT FORDI DET GRØNNE, HVITE OG GULE I DEN FERDIGE RETTEN SER UT SOM EN BLOMST MED SAMME NAVN.

1 pund fersk asparges, trimmet

5 ss stekt hvitløksvinaigrette (seoppskrift)

1 hardkokt egg, skrelt

3 ss hakkede pekannøtter, ristede (seTips)

Nykvernet sort pepper

1. Plasser ovnstativet 4 tommer fra varmeelementet; forvarm broiler til høy.

2. Fordel aspargesspyd på en bakeplate. Drypp med 2 ss stekt hvitløksvinaigrette. Bruk hendene og rull asparges til å dekke med vinaigrette. Stek i 3 til 5 minutter eller til blemmet og ømt, snu asparges etter hvert minutt. Overfør til et serveringsfat.

3. Skjær egget i to; press egg gjennom en sil over aspargesen. (Du kan også rive egget ved å bruke de store hullene på et rivjern.) Drypp asparges og egg med de resterende 3 ss stekt hvitløksvinaigrette. Topp med pekannøtter og dryss over pepper.

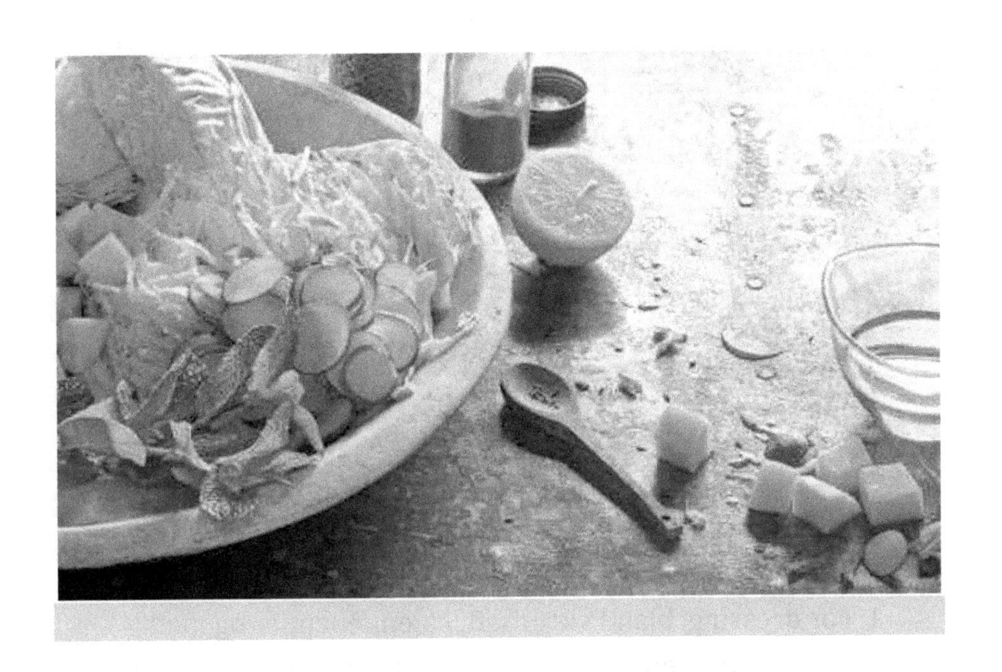

CRUNCHY KÅLSALAT MED REDDIKER, MANGO OG MYNTE

START TIL SLUTT:20 minutter gjør: 6 porsjonerBILDE

3 ss fersk sitronsaft

¼ ts kajennepepper

¼ ts malt spisskummen

¼ kopp olivenolje

4 kopper strimlet kål

1½ kopper veldig tynne skiver reddiker

1 kopp moden mango i terninger

½ kopp skåret løkløk

⅓ kopp hakket fersk mynte

1. For dressing, bland sitronsaft, kajennepepper og malt spisskummen i en stor bolle. Visp inn olivenolje i en tynn stråle.

2. Tilsett kål, reddiker, mango, løk og mynte i dressingen i bollen. Rør godt for å kombinere.

STEKT KÅLRUNDER MED KARVE OG SITRON

FORBEREDELSE:10 minutter steking: 30 minutter gir: 4 til 6 porsjoner

3 ss olivenolje

1 middels hodekål, kuttet i 1-tommers tykke runder

2 ts Dijon-stil sennep (seoppskrift)

1 ts finrevet sitronskall

¼ teskje svart pepper

1 ts karvefrø

Sitronskiver

1. Forvarm ovnen til 400°F. Pensle et bakepapir med stor kant med 1 ss olivenolje. Ordne kålrunder på bakeplaten; sette til side.
2. I en liten bolle visp sammen de resterende 2 ss olivenolje, Dijon-stil sennep og sitronskall. Pensle over kålrunder på bakepapir, og pass på at sennep og sitronskall er jevnt fordelt. Dryss over pepper og karvefrø.
3. Stek i 30 til 35 minutter eller til kålen er mør og kantene er gyldenbrune. Server med sitronbåter til å presse over kål.

STEKT KÅL MED APPELSIN-BALSAMICO DUSKREGN

FORBEREDELSE:15 minutter steking: 30 minutter gjør: 4 porsjoner

3 ss olivenolje

1 liten hodekål, kjernet ut og kuttet i 8 skiver

½ ts sort pepper

⅓ kopp balsamicoeddik

2 ts finrevet appelsinskall

1. Forvarm ovnen til 450°F. Pensle et bakepapir med stor kant med 1 ss olivenolje. Ordne kålbiter på stekeplaten. Pensle kålen med de resterende 2 ss olivenolje og dryss over pepper.

2. Stek kål i 15 minutter. Snu kålbiter; stek ca. 15 minutter til eller til kålen er mør og kantene er gyldenbrune.

3. Kombiner balsamicoeddik og appelsinskall i en liten kjele. Kok opp på middels varme; redusere. La det småkoke uten lokk i ca 4 minutter eller til halvparten er redusert. Ringle over ristede kålskiver; server umiddelbart.

BRAISERT KÅL MED KREMET DILLSAUS OG RISTEDE VALNØTTER

FORBEREDELSE:20 minutter koking: 40 minutter gjør: 6 porsjoner

3 ss olivenolje

1 sjalottløk, finhakket

1 lite hode grønnkål, kuttet i 6 skiver

½ ts sort pepper

1 kopp kyllingbeinbuljong (seoppskrift) eller kyllingbuljong uten salt

¾ kopp cashewkrem (seoppskrift)

4 ts finstrimlet sitronskall

4 ts oppkuttet fersk dill

1 ss finhakket løk

¼ kopp hakkede valnøtter, ristede (seTips)

1. Varm olivenolje over middels høy varme i en ekstra stor panne. Tilsett sjalottløk; kok i 2 til 3 minutter eller til de er møre og lett brune. Legg kålbiter i pannen. Stek uten lokk i 10 minutter eller til de er lett brune på hver side, snu en gang halvveis i stekingen. Dryss over pepper.
2. Tilsett kyllingbeinbuljong i pannen. Kok opp; redusere varmen. Dekk til og la det småkoke i 25 til 30 minutter eller til kålen er mør.
3. I mellomtiden, for kremaktig dillsaus, rør sammen cashewkrem, sitronskall, dill og løk i en liten bolle.
4. For å servere overfører du kålbiter til serveringsfat; drypp med pannejuice. Topp med dillsaus og dryss over ristede valnøtter.

SAUTERT GRØNNKÅL MED RISTEDE SESAMFRØ

FORBEREDELSE:20 minutter koking: 19 minutter gjør: 4 porsjoner

2 ss sesamfrø

2 ss raffinert kokosolje

1 middels løk, i tynne skiver

1 middels tomat, hakket

1 ss finhakket fersk ingefær

3 fedd hvitløk, finhakket

¼ ts knust rød pepper

½ av en grønnkål på 3 til 3½ pund hode, med kjernehus og svært tynne skiver

1. Rist sesamfrø over middels varme i en ekstra stor, tørr stekepanne i 3 til 4 minutter eller til de er gyldenbrune, mens du rører nesten konstant. Overfør frøene til en liten bolle og avkjøl helt. Overfør frø til en ren krydder- eller kaffekvern; puls for å male grovt. Sett malte sesamfrø til side.

2. I mellomtiden, i den samme ekstra store pannen, varm kokosolje over middels høy varme. Tilsett løk; kok ca 2 minutter eller bare til den er litt myk. Rør inn tomat, ingefær, hvitløk og knust rød pepper. Kok og rør i 2 minutter til.

3. Legg oppskåret kål til tomatblandingen i pannen. Kast med tang for å kombinere. Kok i 12 til 14 minutter eller til kålen er mør og begynner å bli brun, rør av og til. Tilsett malte sesamfrø; rør godt for å kombinere. Server umiddelbart.

CPSIA information can be obtained
at www.ICGtesting.com
Printed in the USA
BVHW031130170822
644714BV00012B/684